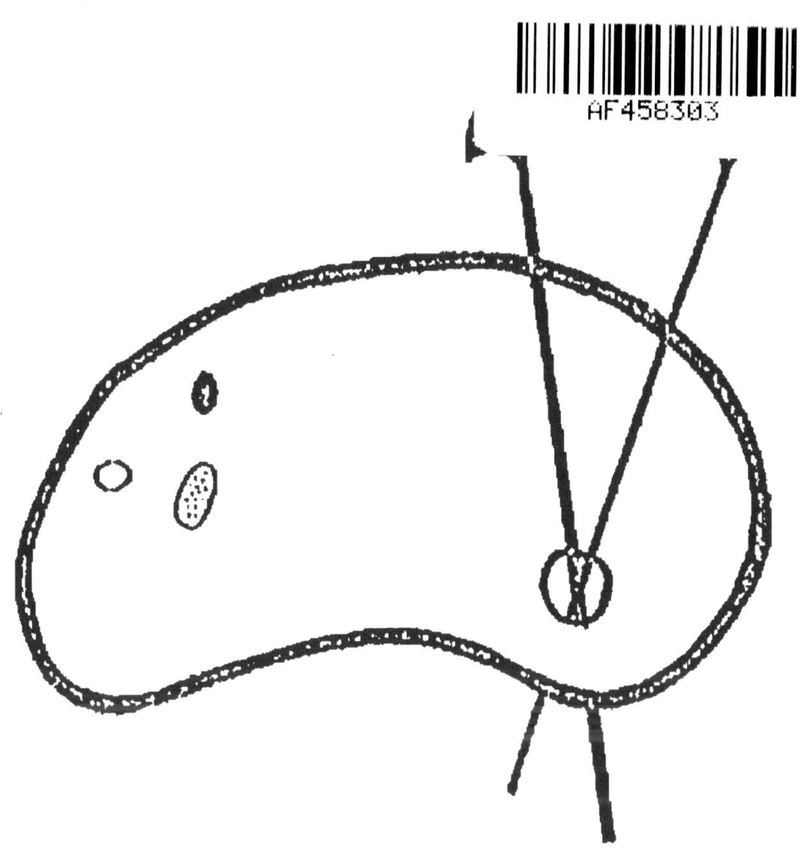

VITALISME CURATIF

PAR LES

APPAREILS ÉLECTRO-MAGNÉTIQUES

DU

Professeur G. ÉDARD

Membre fondateur de la Société internationale des Électriciens. — Membre de la Société Mesmérienne de Paris. — Membre de l'Académie nationale Agricole, Manufacturière et Industrielle. — Chevalier de 1re classe de la Société universelle des Sauveteurs des Alpes-Maritimes. — Membre de la Société « Arti et Amicitiæ ». — Membre de la Société des Orphelins du XVIme arrondissement de Paris. — Membre titulaire de la Société Théosophique de Madras (Indes).

PARIS

22, RUE DUBAN, PASSY, 22

1885

VITALISME CURATIF

VITALISME CURATIF

PAR LES

APPAREILS ÉLECTRO-MAGNÉTIQUES

DU

Professeur G. ÉDARD

Membre fondateur de la Société Internationale des Électriciens. — Membre de la Société Mesmérienne de Paris. — Membre de l'Académie nationale Agricole, Manufacturière et Industrielle. — Chevalier de 1re classe de la Société universelle des Sauveteurs des Alpes-Maritimes. — Membre de la Société « Arti et Amicitiæ ». — Membre de la Société des Orphelins du XVIme arrondissement de Paris. — Membre titulaire de la Société Théosophique de Madras (Indes).

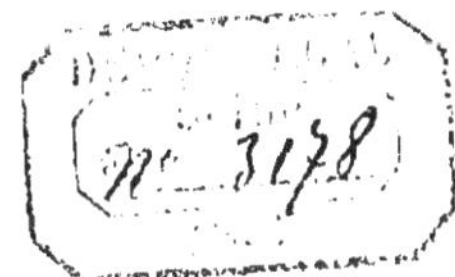

PARIS

22, RUE DUBAN, PASSY, 22

1885

INTRODUCTION

I

Le Dr Tony Moilin dit que, lorsque l'on embrasse dans son ensemble toute l'histoire de la médecine, on voit qu'elle se divise en six âges successifs ou systèmes médicaux, caractérisés chacun par une nouvelle manière de comprendre les maladies et de les traiter. Reposant d'abord sur les préjugés les plus grossiers, la médecine s'est perfectionnée peu à peu, s'enrichissant chaque jour de quelques vérités; puis, quand celles-ci ont été assez nombreuses, il est survenu une révolution médicale qui a renversé les croyances établies, et les a remplacées par de nouvelles opinions un peu moins absurdes que les anciennes. Mais, au bout de quelques siècles, ces nouveautés, devenues vieilles à leur tour, se sont trouvées en complet désaccord avec les découvertes récemment faites. Il s'est produit alors une seconde révolution médicale, qui, elle-même, a été suivie d'une troisième, et ainsi de suite jusqu'à nos jours. Cependant, chose remarquable, les divers systèmes médicaux inventés par les siècles passés se sont succédé les uns aux autres, sans pour cela disparaître complètement. Conservée religieusement par les habitudes routinières des populations, chaque médecine a laissé dans la société des traces ineffaçables et compte encore aujourd'hui des partisans aussi convaincus qu'aux premiers jours de son apparition. Aussi, pour faire l'histoire de l'art médical, n'est-il point nécessaire de consulter les archives de l'humanité; il suffit de regarder autour de soi et d'observer quelles sont les diverses méthodes de traitement actuellement employées par la génération contemporaine.

La médecine est aussi ancienne que la société même, dont elle fut sans doute un des premiers et des plus puissants liens. Etroitement confondue avec la religion, revêtue d'un caractère divin, pratiquée par les prêtres dont elle consacrait le pouvoir, elle ne fut, à son origine, qu'un amas de préjugés religieux et de pratiques superstitieuses. Comme à cette époque reculée on n'avait aucun soupçon des lois naturelles, tout phénomène sortant de l'ordinaire était immédiatement attribué à la divinité ou à des puissances infernales. Quand une maladie survenait, au lieu de la rapporter à sa cause réelle, le froid, l'humidité, les excès, les privations, les empoisonnements, etc., on en accusait le courroux des dieux, la malignité des démons, le pouvoir occulte des sorciers, l'influence magique des lieux, des plantes et des animaux.

Naturellement, les moyens employés pour combattre ou prévenir les maladies furent puisés dans le même ordre d'idées. C'étaient des actes religieux, des prières, des sacrifices, des expiations, des vœux, des exorcismes, le contact de reliques, d'amulettes, d'objets consacrés, les pèlerinages dans les lieux saints, les breuvages magiques, etc.

Pendant les siècles que dura ce premier âge de la médecine, ce furent là les seuls remèdes connus, et, plus tard, quand la vraie médecine fut constituée, ils restèrent néanmoins d'un usage général, en dépit des médecins.

Puis, vint le second âge. A mesure que la civilisation fit des progrès, et qu'apparurent les premiers germes des industries et des arts, la médecine sortit du domaine de la religion pour entrer dans celui de l'expérience. Peu à peu, les hommes les plus intelligents ne crurent plus à l'efficacité médicale des prières, des sacrifices, des amulettes, des opérations magiques ; mais ce fut pour leur substituer immédiatement une nouvelle superstition, celle des objets naturels. On crut alors que toutes les substances de la création, les pierres, les métaux, les fleurs, les feuilles, les graines, les racines des végétaux, les os et les chairs des animaux, recélaient des propriétés curatives d'une puissance merveilleuse. On s'imagina que la nature bienfaisante, en même temps qu'elle avait semé autour de nous les germes de maladies, nous en avait donné les remèdes, et qu'il suffisait de chercher patiemment et d'essayer de tout pour trouver, non seulement la guérison de toutes nos maladies, mais encore la prolongation presque indéfinie de la vie humaine.

Il est évident que si l'on dépouille les croyances médicales de ces deux premiers âges des exagérations théoriques et extravagamment spéculatives qui les caractérisent, on trouve au fond de toutes ces superstitions et de cet empirisme quelques faits réels que, même de nos jours, la science ne peut nier et que, même, elle n'a pas suffisamment analysés. Quoi qu'il en soit, c'est de cet âge que nous viennent tous les remèdes de bonne femme, et les médecins en général sont loin de leur être hostiles. En effet, sans compter ici les quelques spécialistes qui se livrent exclusivement à la médecine des simples — médecine que l'on peut ignorer, mais qu'il ne faut point dédaigner — tous les docteurs emploient journellement des herbes, des tisanes, des cataplasmes, des onguents divers. D'ailleurs, il faut rendre cette justice à l'empirisme, qu'il a été et est encore de nos jours le seul moyen dont dispose la Faculté pour trouver l'action des corps — organiques ou inorganiques — sur l'homme sain et malade, et qu'il a fait faire des progrès réels à l'art de guérir. C'est à lui que nous devons les premiers principes de la chirurgie, de la médecine et de l'hygiène, et, tout incertain qu'il puisse être à son début et en ses premiers tâtonnements, il a été la première assise sur laquelle a été bâti l'édifice impérissable de la science.

Ce fut Hippocrate qui inaugura le troisième âge. Natif de Cos, petit île de l'Archipel, appartenant à la famille des Asclépiades, qui prétendait descendre du dieu Esculape, famille dans laquelle la médecine était cultivée avec honneur depuis des siècles, Hippocrate assembla les notions hygiéniques et médicales qui formaient le patrimoine de ses ancêtres, joignit aux enseignements des temps passés les résultats de sa propre expérience, écrivit et inspira des livres de médecine où se trouvent formulés les principes immuables sur lesquels l'art médical repose jusqu'à nos jours.

Il commence son œuvre magistrale par créer l'hygiène, c'est-à-dire par indiquer les causes des maladies, les moyens de les prévenir. Son traité des *airs*, des *eaux* et des *lieux*, celui du *régime des maladies aiguës*, de même que ses autres ouvrages, contiennent les préceptes les plus sensés sur le boire et le manger, sur l'exercice, sur l'action du froid, de la chaleur et de l'humidité, sur l'influence pernicieuse des marécages, etc. Toutes ces notions hygiéniques nous semblent aujourd'hui faciles à trouver, parce qu'elles sont devenues populaires depuis longtemps. Mais alors, au milieu des innombrables préjugés de l'empirisme et de la superstition, il fallait un immense génie pour découvrir les plus simples lois de l'hygiène, pour voir le premier ce que tout le monde connaît aujourd'hui.

Toute la physiologie d'Hippocrate et, partant, toute sa médecine, repose sur la doctrine de la *coction*. Voici en quoi elle consiste : Hippocrate suppose que l'air, les aliments et les boissons, entrant dans le corps, s'y mélangent intimement entre eux et éprouvent ainsi une modification profonde, qui est la source même de la vie, et à laquelle il donne le nom de *coction*. Quand cette coction est terminée, l'air, les aliments et les boissons, profondément changés, sont rendus sous la forme des diverses évacuations, les selles, les urines, la sueur, le mucus nasal, l'écoulement menstruel, etc. Tant que la coction s'accomplit d'une manière régulière, on est en bonne santé ; lorsqu'au contraire elle se trouve troublée par une cause quelconque, il en résulte aussitôt une maladie caractérisée par l'altération, l'exagération ou la suppression des diverses évacuations.

Au début de la maladie, les matières évacuées, n'ayant pas été suffisamment modifiées par la coction, sont encore à l'état de *crudité*. Mais bientôt, grâce à la chaleur de la fièvre, elles se cuisent, et, quand cette opération est achevée, il survient une dernière évacuation plus importante que les autres, la *crise*, effort suprême de la nature qui juge la maladie et sauve le malade ou le tue.

Tout le traitement du médecin hippocratique consiste à favoriser l'élaboration de ces crises. Dans ce but, suivant l'idée qu'il se fait sur la crudité ou la coction des évacuations, il prescrit tour à tour les vomitifs, les purgatifs, les sternutatoires, les saignées, les ventouses, les bains, la diète, le vin pur, la tisane, etc.

Ainsi qu'on le voit, ce troisième âge est encore caractérisé par une profonde ignorance tant en physiologie qu'en anatomie et en pathologie; mais déjà, difforme et indécis, le fait scientifique s'ébauche, la donnée philosophique commence à se dégager. Un nouveau pas en avant nous fait entrer dans le quatrième âge. En effet, la doctrine médicale des *crises*, de la *crudité* et de la *coction*, formulée par Hippocrate et ses élèves, ne persista pas longtemps dans sa primitive simplicité. Grâce aux travaux d'Aristote, grâce aux découvertes d'Hérophile et d'Erasistrate, qui, les premiers, disséquèrent des cadavres humains, les médecins acquirent quelques notions d'anatomie et de physiologie et mirent ces connaissances à profit pour édifier un nouveau système médical.

Tandis qu'Hippocrate, se bornant aux phénomènes extérieurs de la vie, avait fondé toute sa physiologie et toute sa médecine sur les évacuations, les successeurs d'Hippocrate, pénétrant, eux, dans l'intérieur du corps, y trouvèrent des vaisseaux nombreux remplis d'humeurs diverses et s'appuyèrent sur cette découverte pour renverser la doctrine des *crises* et la remplacer par une nouvelle médecine, celle des *humeurs*. Cette médecine des humeurs fut l'œuvre collective de toute l'antiquité, et l'on en trouve les premiers vestiges dans les livres hippocratiques eux-mêmes; mais c'est Galien qui la décrivit avec le plus de soin, lui donna ses derniers perfectionnements et mérita ainsi de lui attacher son nom.

Galien, dans son système, donne comme résultat de l'expérience et établit en principe que le corps humain est composé de quatre humeurs cardinales : le *sang*, la *lymphe*, la *bile* et *l'atrabile*, humeurs qui se combinent entre elles, remplissent nos vaisseaux, circulent dans nos organes et nous donnent ainsi le mouvement, la chaleur et la vie.

Quand les quatre humeurs se trouvent réunies dans de bonnes proportions, on jouit d'une santé parfaite; mais le cas est rare et c'est en quelque sorte un type idéal qu'il n'est donné à personne de réaliser. Le plus souvent une des quatre humeurs est prédominante. Il en résulte alors une manière d'être particulière qui, sans produire encore la maladie, prédispose déjà à être malade. Ce sont les *tempéraments*, au nombre de quatre, comme les humeurs qui les engendrent.

Voilà ce que dit Galien. Quant à son traitement, il est le même que celui d'Hippocrate : vomitifs, purgatifs, sternutatoires, saignées — saignées surtout et un peu partout — ventouses, bains, diète, tisanes, augmenté et agrémenté de vésicatoires, de cautères, de sétons, de moxas, de fontanelles, etc. Cette médication a régné exclusivement, en théorie et en pratique, pendant plus de dix siècles, c'est-à-dire pendant tout le moyen-âge; heureusement que, comme le médecin de Molière, nous avons changé tout cela.

Le cinquième âge de la médecine arriva. Paracelse naquit, vécut, et dans trois gros volumes in-folio, ses œuvres complètes, expose la nature et les principes d'une nouvelle révolution médicale dont il est l'initiateur. Attaquant de front la médecine de Galien, alors toute puissante, il la déclare absurde et pernicieuse. Il prétend que la chimie recèle dans ses cornues et ses alambics des remèdes bien plus efficaces que la diète, les saignées, les vésicatoires, les vomitifs et les purgatifs. Seulement, les disciples de Galien ne voulurent point en démordre pendant longtemps, et de guerre lasse, les deux adversaires en vinrent à un compromis qui se résuma en : Passez-moi vos saignées, je vous passerai mes pilules ! et sur ce la paix fut signée et la médecine officielle de notre époque, docte et grave, mais lente matrone, fut couronnée.

Finalement, le sixième âge de l'art médical fut inauguré par Broussais, Hahnemann et Raspail. La médecine, de doctrinaire qu'elle était, s'essaie à devenir scientifique; au lieu d'être spéculative, elle devient positive et bientôt rationaliste. Nous sommes aujourd'hui en plein dans la période transitoire, et la fin de ce siècle verra probablement la fin de la dernière révolution, le rationalisme scientifique appliqué à l'art de guérir.

Broussais, disons-nous, Hahnemann et Raspail sont les précurseurs de cette ère nouvelle. Broussais, d'abord, commence la réforme, en donnant à la médecine une base solide et inébranlable, celle de la physiologie et de l'anatomie. Il affirme avec raison que toutes les maladies sont dues aux altérations de nos organes, et qu'en ouvrant les cadavres on peut presque toujours trouver la trace matérielle, les ravages faits dans les organes par la maladie. Ce fut un énorme pas en avant; toutefois Broussais, anatomiste avant tout et surtout, était comme tel un analyste; il lui manquait l'esprit de synthèse. Il sut démolir, il ne sut point reconstruire, ou édifier sur une nouvelle conception.

Son système mourut avant lui.

Il faut lui rendre cette justice cependant, qu'il a donné le branle-bas du mouvement actuel et qu'il a imprimé aux études médicales une vigoureuse impulsion.

Hahnemann fut d'une autre trempe. Violemment combattu en Allemagne, sa patrie, persécuté, déjà vieux, il vint à Paris et fit école. Il est le père de *l'Homœopathie*. Dans les livres qu'il a laissés, Hahnemann commence par faire une critique très sensée des remèdes rationnels et des spécifiques de la médecine régnante; il prouve que tous les médicaments ne guérissent ou ne soulagent qu'en produisant eux-mêmes de nouvelles maladies, souvent plus dangereuses et plus pénibles que les anciennes. En conséquence, il donne à la médecine officielle un nom qui la caractérise et lui restera, celui d'*Allopathie*, de deux mots grecs signifiant *maladie autre*. Il établit en principe que pour guérir les maladies naturelles, il faut leur substituer des maladies artificielles semblables à celles qu'on traite, et, en conséquence, il donne à son nouveau système le nom d'*Homœopathie* en grec *maladie semblable*.

Comme on le voit, ce fut un nouveau pas en avant, mais dans une direction divergente, l'art médical dans son honnête simplicité, devant être l'art de guérir et non de remplacer une maladie par une autre, soit différente, soit atténuée. Le grand mérite de l'*Homœopathie* sera toujours et exclusivement d'avoir combattu les vices de l'*Allopathie*. Celle-ci est sa seule raison d'être.

Mort à Arcueil, le 8 janvier 1878, François-Vincent Raspail était né à Carpentras, le 25 janvier 1794. De 1824 à 1830, il se livra à de nombreuses recherches scientifiques. Ses doctrines lui attirèrent les plus vives inimitiés du monde savant. Il a fallu la grande autorité du Dr Bréa et du professeur Robin, pour faire admettre que l'importante découverte de la *cellule*, élément primordial de tous les corps organisés, est due à Raspail et non à Virchow, le naturaliste allemand, comme l'affirmait injustement le monde savant officiel français.

Comme notre théorie du vitalisme curatif, et partant la construction de nos appareils électro-magnétiques, est basée sur cette importante découverte, nous aurons plus loin à en parler tout au long. Finissons par quelques lignes dues à la plume de M. H. Valette, le résumé historique de la marche des progrès dans l'art de guérir.

« Depuis que la découverte de l'électricité a enrichi l'humanité d'une nouvelle source de puissance, et par là même étendu l'empire de l'homme sur la nature, il n'y a pas une seule des nombreuses inconnues de la création à laquelle les chercheurs n'aient tenté de donner une solution par l'électricité. C'est à l'électricité qu'on a demandé le secret que cachent encore dans leurs lointaines splendeurs les astres du firmament, c'est à l'électricité qu'on a demandé la raison de la pluie et du beau temps, ainsi que de tous les météores qui se produisent dans l'atmosphère. Après avoir constaté que c'est l'électricité qui allume le feu qui descend du ciel, l'homme s'est demandé si cette même électricité n'avait pas aussi embrasé les laves ardentes que la terre vomit par la bouche de ses volcans. C'est l'électricité qui conduit le navire sur les plaines sans chemin de l'océan. C'est elle dont la lumière, se pliant à toutes les exigences, essaie de remplacer pour tous les usages son trop puissant rival. C'est elle qui, éteignant les feux des hauts-fourneaux, arrache les métaux à leur enveloppe pierreuse. C'est elle qui, détrônant la vapeur, s'essaie déjà à conduire les tramways et les chemins de fer. C'est elle qui recueille les souffles de la brise et les clameurs des tempêtes, le murmure du ruisseau et les fureurs des torrents et qui transforme en puissances utiles toutes les énergies indomptées de la nature.

« De tous ces problèmes, si l'électricité n'a pas encore donné la solution complète, elle a, du moins, grandement fait progresser la question. Mais il est un point capital sur lequel elle est restée relativement en arrière, et où il semble que le terrain ait presque manqué sous ses pas, c'est la question des applications de l'électricité au soulagement des maladies. Malgré tout l'intérêt qui s'attache à ce problème, il faut avouer que, pour le résoudre, l'électricité est bien loin d'avoir donné tout ce que l'on espérait d'elle.

« Et cependant, l'application à la médecine est un des premiers essais qu'ait tentés la science électrique encore dans l'enfance. En effet, la machine électrique d'Otto de Guéricke était à peine inventée, ainsi que la bouteille de Leyde, qu'on appliquait leurs curieuses propriétés au soulagement des malades.

« Dès 1749, on entend parler à Montpellier de cécité, de paralysie partielle, d'hémiplégie, de douleurs sciatiques guéries ou grandement soulagées par les applications de l'électricité statique. En 1747, de Saussure et Jallabert se faisaient à Genève une grande réputation par leurs succès électro-médicaux. En 1761, l'université de Prague approuvait une thèse sur l'emploi de l'électricité en médecine. On était émerveillé de semblables résultats, mais, justement à cause de ces succès inespérés, le charlatanisme s'en étant mêlé, la médication électrique tomba dans le discrédit. Ce n'est que vers 1777 que Mauduyt, médecin à Paris, la remit en faveur. De 1777 à 1779, Mauduyt traite par l'électricité statique plus de quatre-vingts malades, dont cinquante paralytiques ; il en guérit beaucoup et soulage notablement les autres.

« Vers la même époque, Bianchi, Veratti et Cavallo préconisaient l'électricité médicale en Italie ; Partington, Watson, Wilkinson, Lovet, Becket, Zetzell, faisaient de même en Angleterre et en Allemagne. De 1760 à 1780, les abbés Sans et Bertholon obtinrent, par un emploi plus judicieux des appareils électriques, des succès que les mémoires du temps ont enregistrés. On remarqua également les cures obtenues par Mazars de Cazèles, Sigaud de Le Fond, Sauvage, de Haën, et de Lindulf. Il résulte des recherches de tous les auteurs que nous venons de citer que les maladies qui avaient un caractère chronique, telles que crampes, goutte, scrofules, paralysies, amaurose, ankyloses, convulsions, surdité, etc., etc., paraissaient céder plus facilement que d'autres au traitement électro-statique.

« Jusqu'à la fin du siècle dernier, ce traitement avait toujours pour principe l'emploi de la machine électrique avec ou sans isolateur ; l'intensité de la médication variait depuis le simple bain électro-statique sans aucune excitation, et passant, comme graduation, par le souffle, les aigrettes, les frictions, les étincelles, atteignait jusqu'aux commotions violentes que produit la bouteille de Leyde.

« En somme, quand on lit avec attention les ouvrages des *électriseurs* du XVIIIe siècle, entre autres, ceux du fameux abbé Nollet, et si l'on fait la part du charlatanisme qui ne manqua pas d'exploiter ce qu'il y avait de merveilleux dans l'emploi de ces moyens nouveaux, on voit que l'électricité statique avait obtenu à cette époque de réels et incontestables succès.

« Mais les grandes découvertes arrivées de la fin du dernier siècle au commencement de celui-ci, et qui devaient immortaliser les noms de Galvani et de Volta, d'Œrsted, de Faraday et d'Ampère, ne tardèrent pas à faire oublier les vieilles machines électriques. Naturellement, la médecine, toujours à l'affût des nouveautés, trouva dans l'électricité dynamique une voie toute nouvelle, qu'elle ne manqua pas d'explorer. Nous ne ferons pas l'histoire de toutes les recherches électro-médicales de ce siècle, un volume n'y suffirait pas. Il nous suffira de dire que, depuis les courants directs de la pile la plus faible jusqu'aux étincelles d'induction les plus énergiques de la bobine de Rhumkorff, toutes les manifestations des courants électriques et du magnétisme ont été employées par la médecine. Citer les noms de Galvani, Ritter, Matteucci, Prévost, Turk, Breton, Duchenne, Becquerel, Magendie, Person, Boulu, Récamier, Pulvermacher, Nélaton, Trousseau, Burcq, Rhumkorff, Gaiffe, Trouvé, Charcot, Dumontpallier, etc., c'est rappeler les tentatives aussi nombreuses que variées faites par la science pour guérir les maladies à l'aide de l'électricité. »

II

Le corps humain est une merveilleuse machine électrique, une « PILE ORGANIQUE » de haute puissance. Même, à parler plus correctement, tout organisme animal est une *batterie électrique*, composée de plusieurs ou, tout au moins, de deux piles, ayant chacune ses fonctions spéciales. Avant d'exposer la marche de cette batterie, il convient de donner quelques notions élémentaires sur les courants électriques et sur les effets qu'ils produisent.

Quand deux substances se combinent et que, par exemple, le zinc d'une pile s'oxyde au contact de l'acide sulfurique, il en résulte une modification profonde de la matière, qui se traduit intérieurement par un courant électrique allant de l'acide vers le zinc. Or, ce courant électrique, suivant la nature des corps qu'il traverse, donne lieu à deux sortes de phénomènes : Il produit des *effets mécaniques*, c'est-à-dire qu'il *entraîne* ou *repousse* les substances placées sur son passage ; il produit des *effets chimiques*, c'est-à-dire qu'il *décompose* les corps, les sépare les uns des autres, et réalise ainsi l'inverse de la *combinaison*.

Le corps humain contient plus de dix mille parties connues — sans compter un plus grand nombre peut-être qui échappent aux investigations de la science, — parties qui forment autant de fils divers de la trame de son organisme. Or, chacune de ces parties a sa raison d'être particulière et chacun de leurs groupes forment un appareil vital, un organe distinct, ayant son mode d'action spécial, sa fonction propre, sa vie à part.

Par exemple : Les organes des *sens* et de la *voix*, les organes de la *digestion* : l'estomac et les intestins ; — les organes de la *respiration* : les poumons ; — les organes de la *circulation* : le cœur, les artères, les veines ; — les organes de la *sécrétion* : le foie, la rate, les reins ; — les organes du *mouvement* et de la *sensation* : le cerveau et les systèmes nerveux ; — les *os*, les muscles, etc., tout cela compose un écheveau de fils organiques admirables, divers de forme et de force, et remplissant chacun un emploi spécial, dont l'ensemble en action donne pour résultat l'existence du tout en se concentrant dans un seul acte, le fait unique et collectif de la vie, en même temps qu'ils aboutissent à un centre de sensibilité commun, le cerveau.

Le merveilleux édifice de la machine humaine est construit de deux sortes de matériaux, nommés *solides* et *liquides*, lesquels sont des corps composés, formés de parties extrêmement ténues auxquelles on a donné le nom de *cellules*. Mais pour cela, solides et liquides ne forment point un amalgame, un bloc homogène, dans le corps humain, comme le ferait la pierre et le ciment dans une construction. Tout y est distinct; tout y est séparé, quoique lié; — chacun occupe sa place, et, par un ordre admirable, tout est mêlé sans être confondu. Voyons le point de départ de cette formation.

A son origine, l'enfant n'est qu'une cellule extrêmement petite, microscopique; bien rarement le diamètre des cellules dépasse un ou deux centièmes de millimètre. On ne saurait se faire une meilleure idée de ce que c'est qu'une cellule, qu'en la comparant à un œuf. A l'intérieur d'un liquide albumineux, contenu dans un vésicule, se forment d'abord un, puis un deuxième, puis plusieurs noyaux. Puis la cellule se divise en deux cellules, lesquelles continuent à se diviser et à former des cellules nouvelles qui restent agglomérées et peu à peu forment un corps, dans lequel ensuite les différents organes se dessinent et se développent.

Tous les êtres animés sans exception, les animaux à sang chaud et à sang froid, les insectes, les infusoires, les microbes, les arbres, les plantes, les végétaux microscopiques, sont construits exactement de la même façon et avec des éléments semblables. Tous commencent par n'être qu'une cellule, une plastide, et tous sont formés uniquement par des cellules. Celles-ci se modifient sensiblement, il est vrai, quand on passe de l'animal au végétal; mais, dans chacun de ces deux règnes, elles offrent une uniformité remarquable, à tel point qu'il n'y a pour ainsi dire point de différence entre les cellules d'une baleine et d'une mouche, entre les cellules d'un chêne centenaire et celles d'un champignon imperceptible végétant à ses pieds.

Bien plus, quand on examine les êtres vivants à leur origine et au moment où ils commencent à se former, il devient impossible de les distinguer les uns des autres. Tous sont alors constitués par une cellule unique, le germe de l'œuf ou de la graine, cellule qui a exactement le même aspect et les mêmes propriétés, mécaniques et chimiques, chez tous les êtres de la création.

La cellule représente donc la vie dans son essence même. Elle en est la forme nécessaire et indispensable, sans laquelle toute manifestation vitale devient absolument impossible. Tant que ce grand fait a été ignoré, les médecins n'ont rien pu comprendre aux phénomènes vitaux et ont été également incapables d connaître les maladies et de les traiter. Mais aujourd'hui la science a mis la main sur le mécanisme de la vie; elle l'étudie avec ardeur, et déjà elle s'essaie à en faire jouer les ressorts et à employer sa nouvelle découverte au progrès de l'art de guérir.

Etudions donc le corps humain, cette puissante machine organique et électrique. Deux systèmes principaux se partagent les différentes fonctions de la vie : le *système sanguin* et le *système nerveux*.

Le sang, dit Bordeu, c'est de la chair coulante en fusion, à l'état liquide. Ce liquide plus ou moins rouge, onctueux au toucher, d'une saveur salée, d'une odeur particulière, d'une pesanteur un peu plus grande que celle de l'eau, toujours en mouvement dans le corps, d'une chaleur intérieure constante évoluant autour de 37° centigrades, contient éminemment tous les matériaux réparateurs de nos divers tissus et les éléments de toutes les sécrétions organiques. Porter les éléments de la nutrition et de l'excitation vitale dans tout le réseau de l'organisme, telle est sa mission.

Il baigne toutes les parties du corps et par son double système de canaux afférents et déférents, vaisseaux artériels et veineux, dans lequel il se meut, il fournit à ces parties et en reçoit les matériaux de l'échange nutritif. Examiné au microscope, le sang paraît essentiellement composé d'un incalculable nombre d'animalcules ou de corpuscules solides, ressemblant à des lentilles et nageant sous forme d'imperceptibles globules mouvants, dans un fluide particulier, le sérum, auquel ils communiquent leur couleur rouge.

Le sang, dans sa partie liquide, n'est donc pas rouge, contrairement à l'opinion connue; ce sont les globules qui lui donnent cette cou'eur, les globules infiniment petits, qui, dit J. Macé, n'ont qu'un cent cinquantième de millimètre de diamètre. Il y en a près d'un million dans la goutte de sang qui pourrait rester suspendue à la pointe d'une aiguille (Pouillet). Les globules du sang forment environ le huitième de sa masse (Gluge). Un courant électrique anime ces globules (Tony Moilin). Comme un vaste calorifère, le sang est le foyer général de la chaleur (J. Gnotus).

Le système sanguin se compose du cœur, des poumons, des veines, des artères et ensuite des organes digestifs. Le cœur en est l'organe principal. Il remplit le double rôle d'une pompe aspirante et foulante; il aspire le sang par le réseau veineux qui embrasse le corps entier de ses vaisseaux et de ses subdivisions de vaisseaux, et ramène ainsi vers les poumons, le centre d'action et de régénération du fluide nutritif, le sang, qui, après avoir nourri les diverses parties du corps, leur a communiqué ses qualités constituantes et a vu ainsi sa composition chimique se modifier complètement. Ensuite, une fois que le sang a passé par les poumons, où, sous l'action de la respiration, s'imprégnant de l'oxygène de l'air et ayant dégagé son acide carbonique, il acquiert à nouveau les propriétés nutritives et les qualités vitales qui lui sont propres, le cœur continuant sa double fonction, le refoule par les artères et leurs innombrables ramifications vers toutes les extrémités, sur toutes les surfaces, à travers toutes les diverses parties de l'organisme humain.

Le sang qui sert à réparer nos organes, à entretenir l'activité des milliards et milliards de cellules qui constituent notre corps, est d'un beau rouge vermeil. Le cœur le refoule par les artères, disons-nous; c'est le sang artériel, qui va porter les éléments de l'entretien de la vie jusqu'aux extrémités de l'organisme. Quand il revient vers le cœur, de rouge qu'il était, il est devenu noir, souillé et sali par les détritus organiques qu'il a recueillis partout sur son passage : c'est le sang veineux. Le sang artériel est chargé d'éléments organiques régénérateurs du tissu des cellules; le sang veineux revient chargé d'éléments inorganiques, déchets, débris de nos organes, qui s'usent en fonctionnant, mais dont l'activité même est le mode d'entretien.

Mais le sang lui-même se dépense dans son travail. Les éléments dont il se compose ont besoin d'être entretenus. C'est là la mission des organes du système digestif, composé principalement de l'estomac et des intestins. La nourriture que nous prenons descend dans l'estomac où elle se mélange au suc gastrique et à la bile que distille l'adjoint du système digestif, le foie. Ensuite, par la contraction de l'estomac, la nourriture est triturée et se convertit en une pâte molle, grisâtre, connue sous le nom de *chyme*, lequel, après deux ou trois heures d'élaboration, sort de l'estomac et passe dans les intestins, où, à l'aide de fluides dissolvants sécrétés par ceux-ci, il est séparé en deux parties, dont l'une qui se compose d'une liqueur appelée *chyle*, est destinée à animaliser, à entretenir les éléments constituants du sang, tandis que l'autre est un résidu qui doit être expulsé.

Mais ce système sanguin, de circulation et de digestion, n'a aucune force d'action *per se*, il ne peut fonctionner automatiquement, il lui faut un agent puissant qui, par l'intermédiaire d'un autre système, lui donne l'impulsion et entretient le mouvement vital. Ce propulseur est le *système nerveux*; cet agent, c'est l'électricité organique, le fluide vital, ou le fluide nerveux, trois termes pour désigner la même chose. D'autre part, telle est l'ordonnance merveilleuse de l'admirable pile électrique humaine, l'étroite solidarité qui en relie tous les organes, tous les systèmes et toutes les moindres parties entre elles, qu'à son tour le système sanguin entretient et renouvelle au fur et à mesure des besoins du fonctionnement, toutes les diverses parties constituantes, toutes les cellules, du système nerveux, à ce point que l'un ne peut pas fonctionner sans l'autre.

Les nerfs sont des cordons blanchâtres, formés d'un grand nombre de filaments, enveloppés dans une membrane particulière, appelée névrilène. Il est inutile d'ajouter et cependant bon à ne point perdre de vue, que ces filaments, de même que leur enveloppe, — comme tout l'organisme humain du reste, — sont formés de milliers et millions de cellules agglomérées, juxtaposées les unes aux autres.

Les nerfs se divisent en branches, en rameaux, se subdivisent en filets et se répandent dans toutes les parties intérieures et extérieures du corps en s'épanouissant dans les organes dont ils font partie essentielle, servant de lien commun à leurs actions. Quelquefois un simple filet s'unit à un autre, c'est l'anastomose; d'autres fois une infinité de filets s'enlacent en forme de réseau ; c'est ce qu'on nomme le plexus. Quand ce plexus, plus dense et plus serré, au lieu d'un réseau ne forme plus qu'une seule masse, c'est le ganglion. Les nerfs sont, en réalité, les conducteurs électriques, les fils transmetteurs du courant de la pile organique humaine. De même qu'on peut comparer le système sanguin à une immense organisation de transport, à un immense réseau de chemins de fer, de rivières et de canaux, de même le système nerveux est de fait un immense réseau télégraphique reliant entre elles toutes les frontières et tous les points intérieurs de la vaste république cellulaire, qui est le corps humain. D'où, par suite des besoins divers du service intérieur et des relations avec l'extérieur, le système nerveux se subdivise en deux parties distinctes, l'une appelée le système cérébro-spinal, qui est l'organe de transmission du mouvement et de la sensation, ou de la vie animale, l'autre le système ganglionaire, ou grand sympathique, qui sert de moyen de transmission pour les fonctions automatiques et inconscientes de la vie végétative. Ces deux réseaux, d'ailleurs, sont reliés entre eux, de sorte que l'être inconscient puisse recevoir l'intimation des besoins, voire même des désordres, de la machine purement végétative.

Le grand sympathique donc relie entre eux tous les organes et viscères intérieurs, et donne à ceux-ci l'impulsion régulière et continue nécessaire au fonctionnement des systèmes de la circulation, de la respiration, de la digestion, de la sécrétion, etc., qui tous sont des organes de la vie inconsciente ou végétative. Le grand sympathique exerce ces fonctions avec une telle énergie, qu'elle n'est nullement interrompue pendant le sommeil, alors que toutes les fonctions de la vie animale ou consciente sont temporairement suspendues. Il y a plus; même après avoir été séparés du reste du corps, les organes auxquels se distribuent les nerfs du grand sympathique conservent pendant quelque temps encore et jusqu'à épuisement de leur approvisionnement du fluide nerveux, ou d'électricité organique, une partie de leur mouvement vital. Ajoutons, que, bien que dépourvu de l'intelligence raisonnée du cerveau, le grand sympathique est doué d'une intelligence irréfléchie, d'un instinct, peut-être plus sûr. C'est lui, en effet, nous le répétons, qui préside à toutes les fonctions de l'ordre physique interne, et cela sans jamais se tromper. C'est donc à lui, spécialement que le médecin, dans son exercice de l'art de guérir, a affaire. C'est principalemen' par son intermédiaire que l'art d'infuser une vie nouvelle, une énergie rénovatrice dans les organes du corps, verse et dirige l'électricité artificielle partout où le besoin s'en manifeste et arrive aux cures merveilleuses, presque miraculeuses, que le *Vitalisme curatif* a déjà à l'avoir de son bilan. Le grand sympathique, en effet, est une sorte de cerveau abdominal, qui, par ses rapports avec la pile cérébro-spinale, exerce presqu'à l'égal de celle-ci, une influence majeure sur toutes les fonctions du corps et même sur celles de l'individualité mentale.

Le système cérébro-spinal, comme son nom l'indique, relie le cerveau, par le cordon de la moëlle épinière, qui se ramifie en un grand nombre de branches, de filaments microscopiques, à toutes les parties du corps, qui sont les organes de la vie extérieure ou objective. De même que le réseau de la circulation est un système à double voie, le réseau de la vie animale est un réseau télégraphique de réception et de transmission. Chaque filament, si microscopique qu'il soit, est double, et une ligne nerveuse transmet des surfaces et des extrémités au cerveau, les sensations, à côté d'une autre ligne qui, elle, du cerveau à tous les points de l'organisme humain, transmet les ordres de mouvement, les actes de la volonté. L'unité sensitive étant indispensable à l'unité même de l'être humain, puisque c'est elle qui le constitue, la nature, en effet, a voulu que cette unité se concentrât à la cime de l'arbre nerveux, dans un appareil qui fut doué de la multiple faculté de sympathiser avec tous les autres, de percevoir toutes les impressions, de s'affecter de toutes les modifications, de communiquer avec tous les points de l'économie, et de l'embrasser dans une sorte d'atmosphère de sensibilité électrique ou nerveuse, en étendant et multipliant partout ses rameaux à l'infini. C'est le cerveau, l'organe générateur d'électricité vitale par excellence. Du cerveau rayonnent et l'intelligence et l'instinct, toutes les facultés de l'être mental et toutes les propriétés, toutes les capacités de l'être organique. D'ailleurs, le cerveau n'est pas un organe unique, exerçant ses facultés en masse; c'est un organe multiple, autrement dit, une aggrégation de plusieurs organes distincts, ayant chacun des qualités communes et des qualités spéciales.

Maintenant, il nous reste à démontrer que cette machine compliquée, dont nous avons esquissé à grands traits la construction, est un organe électrique, une « pile électrique ». Pour le faire, nous n'avons que l'embarras du choix parmi d'éminentes sommités scientifiques, qui ont traité de l'organisme humain à ce point de vue.

Le savant Fourcault a démontré que le système nerveux offre dans la série animale les trois principaux phénomènes que l'agent impondéré ou fluide universel produit dans la nature; savoir : la chaleur, l'électricité, la lumière.

Des savants distingués, Matteucci à Florence, Dubois-Reymond à Berlin, ont prouvé que les tissus vivants, notamment les muscles et les nerfs, sont traversés par des courants électriques, incessamment et alternativement dirigés en sens contraire. Pour démontrer l'existence de ces courants, les physiciens se sont servi de l'influence que l'électricité exerce sur les aimants. Voici en quoi consiste cette influence : Quand un courant électrique passe dans le voisinage d'une aiguille aimantée, il la dévie et la met en croix avec sa propre direction. L'aiguille de la boussole en est un exemple frappant. Donc, si le courant qui traverse les cellules vivantes fait dévier l'aiguille aimentée, celle-ci, réciproquement, agit évidemment sur le courant des cellules. Voici, à l'appui, quelques faits bien constatés :

Le professeur Smee, de Londres, a démontré, par une des expériences les plus faciles de l'électro-biologie, la présence d'un fort courant électrique quand un muscle se contracte. Il suffit, pour cela, d'introduire une aiguille dans la peau, l'autre dans le muscle à contracter. La déviation du galvanomètre indique le résultat.

Les savants Pacinetti et Puccinotti ont fait à Pise les expériences suivantes : en plongeant les deux lames d'un galvanomètre, l'une dans les muscles, l'autre dans le cerveau d'un animal vivant, ils ont toujours obtenu une déviation assez grande dans l'aiguille de leur galvanomètre, déviation due au courant électrique, constamment dirigé du cerveau aux muscles de l'animal. Matteucci, célèbre par ses travaux d'électro-biologie, a fait de nombreuses expériences qui ont donné le même résultat.

Des faits très curieux ont été signalés par Béclard et par Bérardi; ils ont remarqué qu'une aiguille plantée dans un nerf devenait magnétique. Le docteur Despine, ainsi que le savant Beckensteiner, ont également observé cette faculté d'aimanter sur plusieurs personnes.

Des expériences bien curieuses ont aussi été faites par le savant physicien Pouillet; il a trouvé un courant électrique dans les muscles en traversant ceux-ci avec des aiguilles qu'il mettait en rapport avec un galvanomètre.

Le physicien distingué Pelletan a fait également des expériences remarquables dans le but de constater l'existence de l'électricité vitale. Il expérimenta à l'aide d'un galvanomètre très sensible et, après avoir enfoncé une aiguille dans les muscles d'un malade et mis cette aiguille en contact avec les fils de son galvanomètre, il remarqua la manifestation d'un courant électrique très prononcé. Ce savant professeur répéta plusieurs fois la même expérience avec le même succès.

Le docteur Phipson a constaté ce fait bien important que, lorsqu'on tient dans les mains les fils d'un galvanomètre, on peut, par une contraction musculaire, générant ainsi un courant électrique, mettre en mouvement les aiguilles de cet instrument.

L'illustre professeur Béclard a plusieurs fois coupé un nerf sur un animal vivant, et, après l'avoir mis à nu avec précaution, fait dévier le pôle de l'aiguille aimantée, chaque fois qu'il mettait le nerf, plein de vitalité, en rapport avec l'aiguille. Cette expérience, de la plus haute importance, prouve à l'évidence l'existence des courants électro-nerveux.

L'expérience faite par le savant Lembert est aussi remarquable; il a mis le nerf sciatique à nu et a vu qu'un fil était attiré par ce nerf. Il en a conclu avec raison qu'un fluide existait dans les nerfs et qu'il jouissait de la propriété attractive de l'électricité.

Le docteur Jobert de Lamballe, de l'Institut, a fait à Paris un grand nombre d'expériences qui sont vraiment concluantes. « J'ai mis le cerveau à découvert, « dit l'illustre chirurgien, et un fil présenté au devant « de la masse cérébrale a été attiré par la substance « nerveuse. La moelle épinière a été chez plusieurs « animaux, mise à découvert dans la région cervicale, « dans la région lombaire et dans la région cranière, « et, toutes les fois que je lui ai présenté un fil, ce- « lui-ci a été promptement courbé et attiré par elle. « Ce phénomène important et remarquable était plus « prononcé dans la région cervicale que dans la région « lombaire; il l'était plus encore quand on le rappro- « chait du cervelet. Ce même phénomène a été pro- « duit par tous les nerfs. Enfin, l'attraction a été opé- « rée par le sympathique et par la protubérance « annulaire, et, dans ce dernier cas, avec une rapi- « dité extraordinaire. Il est évident, ajoute le profes- « seur, que ce phénomène est de la nature de ceux « qu'on nomme électriques et cette évidence résulte « de l'attraction exercée entre le fil et le nerf, qui « sont électrisés à leur manière. »

Enfin les expériences concluantes de savants de Humbold, Prévost, Dumas, Duguès, Edwards, Chaussier, Brechet, Becquerel, et de l'éminent physiologiste Claude Bernard, ont prouvé d'une manière irréfutable que dans toute contraction musculaire, il y a sinon génération, du moins dégagement d'électricité.

Pour conclure, citons l'opinion de deux savants dont la réputation est européenne. MM. Littré et Robin : « L'expérimentation physiologique a démontré, disent« ils, que les muscles et les nerfs, y compris le cer« veau et la moelle épinière, sont doués pendant la « vie d'une force électro-motrice. »

III

Les cellules vivantes sont donc de petites piles organiques qui dégagent des courants électriques semblables à ceux des piles ordinaires ; seulement, au lieu d'être chargées avec de l'acide et du zinc, les cellules sont entretenues avec du carbone et de l'oxygène. Le carbone est fourni par la digestion, l'oxygène par la respiration et les deux, combinés sous forme de sang artériel, sont transportés partout par la circulation.

Les courants électriques dégagés par les cellules étant la source unique de tous les phénomènes vitaux, on peut donc les considérer comme l'essence de la vie même. D'où leur nom de fluide vital et d'où également le nom de *Vitalisme curatif*, que nous donnons à la science par laquelle nous substituons aux courants naturels nos courants artificiels vitalisés, qui rendent la santé et la vigueur aux organes, malades ou atrophiés par suite du manque ou de l'insuffisance des courants naturels. En effet, de tous les effets que les courants des cellules produisent, le plus général, celui qui existe dans tous les tissus sans exception, c'est de nourrir les cellules et de faire absorber les matières nécessaires à la croissance et aux fonctions de cet élément organique. Voici, d'après les dernières découvertes des savants, comment s'opère cette nutrition.

Etant donné une cellule, suffisament pourvue d'oxygène et de carbone, celui-ci s'oxyde; il forme de l'acide carbonique et dégage un courant électrique. Ce courant, sorti un instant de la cellule pour y entrer aussitôt, entraîne mécaniquement avec lui une certaine quantité de liquide. Là où il sort, il vide la cellule du liquide qu'elle contient, là où il entre, il fait le contraire et remplit, gonfle la cellule de liquide. Il suit de là que la cellule est le siège d'un courant liquide qui la traverse de part en part et qui renouvelle constamment les fluides nutritifs de ces éléments microscopiques, tant que ceux-ci restent vivants. Ainsi disent les savants.

Mais c'est là seulement le travail mécanique du courant électrique vital; il lui reste à faire aussi son travail chimique. En effet, pour qu'une cellule se nourrisse, il ne suffit point qu'elle absorbe des matériaux nutritifs, il faut encore qu'elle les décompose, qu'elle les fixe, qu'elle se les assimile. C'est là l'action réagissante du courant électrique organique qui, selon l'organe et ses besoins fonctionnels, donne naissance à de nouveaux produits, variables pour chaque tissu. Donc, le courant arrive, puis se renverse. Sous l'influence de cette double action et réaction, les affinités chimiques des matières amenées éprouvent une brusque inversion; au lieu de continuer à s'oxyder, elles se désoxydent; au lieu de se détruire, elles se reconstituent, et bientôt, la cellule, abondamment pourvue de matériaux combustibles, est prête à dégager à nouveau du fluide, et partant à recommencer l'œuvre de nutrition.

Dans le tissu conjonctif et ses variétés, les fibres élastiques, les cartillages, les os, les dents, la vie est très peu active et se borne à des phénomènes nutritifs d'une grande lenteur. Ces tissus fixent dans leur intérieur les diverses matières qui leur donnent une consistance spéciale, puis, une fois formés, ils persistent des années dans le même état, tant qu'ils ne sont pas atteints par la maladie.

Dans les globules du sang, la vie est encore réduite à des phénomènes de nutrition, mais celle-ci est très active et présente, au plus haut degré, les deux périodes de courant direct et renversé. D'où la modification que subit le sang artériel en sang veineux, lequel, de rouge, c'est-à-dire fortement oxydé, devient noir, c'est-à-dire chargé de carbone.

Dans la fibre musculaire, la nutrition est plus active encore et c'est elle qui produit la contraction et le relâchement des muscles, par son travail mécanique. C'est dans les cellules nerveuses, ainsi que nous l'avons dit, que le double courant direct et renversé de l'électricité organique, du fluide vital, exerce ses doubles fonctions dans toute la plénitude et dans toute l'énergie de leur activité et projettent ainsi leurs vibrations à travers tout l'organisme et dans toutes les directions. En général, le même mode de nutrition et de propagation des énergies vitales fonctionne dans tous les organes et dans tous les différents tissus de la pile organique humaine.

De tous les savants qui ont enrichi de leurs travaux la science, c'est Tony Moilin qui, de la manière la plus claire et la plus concise, a exposé la véritable philosophie de la maladie et de l'art de guérir. Voici ce qu'il dit :

Les maladies sont ou un affaiblissement ou une perte des propriétés vitales des cellules, c'est-à-dire de leurs qualités comme piles électriques organiques. — La fibre musculaire, par exemple, a la propriété de se contracter. Quand cette propriété se trouve affaiblie ou détruite, et que la contraction ne se fait plus avec son énergie ordinaire, la fibre musculaire se trouve malade et est dite *paralysée*. Mais la cellule musculaire a une autre propriété vitale opposée à la précédente ; elle se repose pour reprendre ses forces perdues, elle se relâche. Lorsque cette nouvelle propriété vitale vient à être atteinte, la fibre musculaire cesse de se reposer, autrement dit, elle se contracte plus fort, plus souvent et plus longtemps qu'en bonne santé. Dans ce cas, elle est encore malade, mais tout autrement que plus haut. Elle est affectée de spasme, de contracture, de convulsion, et l'on dit qu'elle est *excitée*.

Ce que nous venons de montrer pour la fibre musculaire est également vrai pour toutes les cellules du corps. Toutes ont deux sortes de maladies, la *paralysie* et *l'excitation*, maladies de nature bien différente et produites par la diminution ou la disparition de propriétés vitales entièrement opposées. Mais nous avons montré plus haut que la vitalité des cellules est l'effet de deux courants électriques, l'un direct, l'autre renversé qui, l'un et l'autre exercent et une action mécanique et une action chimique, de nutrition et de mouvement. Les maladies sont donc en dernière analyse *un affaiblissement plus ou moins prononcé des courants électriques* des cellules en particulier et de la pile organique humaine en général, et, suivant que cet affaiblissement porte sur le courant direct ou sur le courant renversé, la maladie se présente avec un caractère tout à fait différent.

Quand c'est le courant direct qui est affaibli ou supprimé, la cellule est *paralysée*. Elle cesse alors immédiatement d'absorber des matières nutritives, de les élaborer, de les assimiler; elle ne fonctionne plus, ne croit plus, ne se différencie plus, c'est-à-dire ne se subdiviso plus en deux, quatre, huit cellules, etc. Elle est même bientôt atteinte dans sa propre individualité; elle perd sa consistance normale, elle diminue de volume, elle devient molle et plus petite. Enfin, si cet état se prolonge, elle s'*atrophie*, c'est-à-dire qu'elle se réduit à un minime corpuscule, à un filament ténu qui, lui-même, ne tarde point à disparaître.

Quand l'affaiblissement porte au contraire sur le courant renversé de la cellule, celle-ci se trouve *excitée*. Cessant alors de brûler les matériaux qu'elle a assimilés, elle les conserve intacts dans son sein et s'en sert, soit pour engendrer de nouvelles cellules, soit pour augmenter elle-même de consistance et de volume, en même temps qu'elle exerce ses fonctions avec plus d'activité et semble ainsi posséder une exubérance de vie. Bientôt, sous l'influence du trouble apporté à leur nutrition, les tissus excités deviennent plus durs, plus volumineux, plus lourds; ils s'*hypertrophient* et forment des empâtements, des tuméfactions ou même de véritables tumeurs.

Enfin, dans certains cas, malheureusement trop nombreux, les cellules présentent un affaiblissement simultané de leurs deux courants, le direct et le renversé, ce qui amène la disparition de toutes les propriétés vitales à la fois et produit les accidents réunis de la paralysie et de l'excitation. Cet état des cellules a reçu le nom de *nécrobiose*, du grec, qui signifie *vivre en mourant.*

Les effets de la nécrobiose sont un mélange de phénomènes d'excitation et de paralysie, disons-nous. D'abord, les cellules malades commencent par se grossir, se multiplier outre mesure et s'hypertrophient, mais cette hypertrophie est malsaine. Les tissus nouvellement formés ne ressemblent pas aux tissus dont ils proviennent; ils sont altérés dans leur forme, leur consistance et leur coloration; souvent même, cette altération est portée si loin qu'ils diffèrent notablement des cellules qui les ont engendrés et paraissent être des éléments entièrement nouveaux. Bientôt, cependant, aux phénomènes d'excitation succèdent ceux de paralysie. Les cellules nécrobiosées perdent ce qui leur reste de propriétés vitales; elles s'indurent, se raccourcissent, ou bien au contraire se ramollissent, se liquéfient et se transforment en une bouillie plus ou moins claire où n'existe plus aucune trace d'organisation. Mais, dans tous les cas, que la nécrobiose se termine par l'induration ou par le ramollissement, les tissus qu'elle a envahis perdent toutes leurs propriétés vitales et constituent de véritables cadavres, entièrement étrangers aux parties demeurées actives et vivantes.

Paralysie des Cellules. — Les tissus conjonctif, élastique, cartilagineux, osseux, dentaire, perdent leur ténacité, leur élasticité, leur consistance ; ils deviennent incapables de résister aux actions mécaniques, se déchirent, se distendent ou se cassent au moindre effort, comme cela arrive par exemple, dans les hernies, les anévrismes, les fractures des vieillards, etc.

Les tubes capillaires perdent leur solidité et leur force de résistance, ils se rompent sous l'influence de faibles pressions ou par le seul effort du sang ; ils laissent échapper leur contenu et donnent ainsi naissance à des ecchymoses, des épanchements sanguins, des foyers apoplectiques, des hémorrhagies à l'intérieur et à l'extérieur. Le sang, de son côté, présente aussi une grave altération. Par suite de leur paralysie, les globules blancs de la lymphe cessent de se développer ; ils ne donnent plus naissance, comme de coutume, à des globules rouges ; ceux-ci diminuent de nombre, et il en résulte un appauvrissement du sang et partant un ralentissement de toutes les fonctions.

La fibre musculaire maigrit et diminue de volume ; elle se contracte avec moins d'énergie, se fatigue aisément et a besoin d'un long repos pour reprendre ses forces. Puis, elle se paralyse tout à fait, devient incapable de produire aucun mouvement et finit à la longue par s'atrophier, en se transformant en un véritable tissu conjonctif, semblable à ceux qui forment les tendons.

La cellule nerveuse perd sa double propriété de sentir les impressions et d'exciter la contraction musculaire, et donne ainsi naissance à des paralysies du sentiment et du mouvement, telles que l'émoussement de la sensibilité, la cécité, la surdité, l'assoupissement, la perte de la mémoire, l'hébétude, l'engourdissement, la lourdeur et le tremblement des membres, l'adynamie, et enfin, l'immobilité complète des membres paralysés.

Les cellules des canalicules glandulaires et des sécrétions internes cessent d'élaborer les principes chimiques qui leur sont spéciaux, ce qui tarit les humeurs des glandes malades ou leur enlève leurs vertus. La peau, les yeux, la bouche, sont secs, faute de transpiration, de salive et de larmes; la digestion se fait mal, il y a dyspepsie, lienterie, constipation par suite de manque de suc gastrique, de bile, de suc pancréatique et intestinal; la vessie est vide d'urine, ou celle-ci assez abondante est claire, aqueuse, semblable à de l'eau de roche et ne contient aucun de ses principes constitutifs; le corps tout entier maigrit par la résorption de la graisse contenue dans les cellules adipeuses; le lait se tarit; enfin, on devient impuissant et stérile par suite de l'altération des ovules et des animalcules spermatiques qui sont paralysés ou même font défaut entièrement.

Enfin, les cellules épithéliales cessent de croître et de se multiplier; elles ne protègent plus la peau, les muqueuses et les séreuses, ce qui trouble profondément les fonctions de ces membranes et produit des crevasses, des gerçures, des ulcérations, de la sécheresse dans les jointures, etc.

Excitation des Cellules. — Les accidents causés par l'excitation des cellules sont beaucoup plus saillants que ceux produits par leur paralysie. De tout temps, ils ont attiré l'attention des malades et des médecins, et ce sont eux qui constituent toutes les maladies désignées sous le nom général d'*inflammations*. A l'extérieur, l'inflammation est caractérisée par la rougeur, la chaleur, la sensibilité et la tuméfaction des parties malades. A l'intérieur, dans l'intimité du tissu enflammé, toutes les cellules sont excitées et remplissent leurs fonctions avec une activité fiévreuse.

Les tissus conjonctif, élastique, cartilagineux, osseux, dentaire, augmentent de volume et de consistance et donnent naissance à de nouvelles cellules formant ainsi des empâtements, des engorgements et des tumeurs.

Les tubes capillaires sont allongés, flexueux, élargis et il s'en forme de nouveaux. Ils sont gorgés de sang, ce qui les rend plus visibles que de coutume et produit la rougeur inflammatoire. Le sang est également hypertrophié ; il contient une plus forte proportion de fibrine et de globules blancs, et ceux-ci renferment eux-mêmes dans leur intérieur des noyaux plus nombreux et plus volumineux. De là, abcès et épanchements purulents.

Les fibres musculaires se contractent avec plus de force et de facilité que de coutume ; on se sent plus allègre, plus dispos, plus léger ; on se trouve infatigable et l'on s'applaudit de sa bonne santé. Enfin, si l'excitation des cellules des muscles est plus prononcée

cée, ceux-ci deviennent le siège de spasmes, de tiraillements, de convulsions fibrillaires, de crampes, de contractures, de réattractions, etc.

La surexcitation des cellules nerveuses donne naissance à des mouvements et à des sensations exagérées. Ce sont des spasmes, des crampes, des tics, des convulsions, des contractions, non plus musculaires comme les précédentes, mais de nature nerveuse. Ce sont encore de l'ataxie, de l'agitation, du tétanos, des douleurs de toute espèce, depuis les plus supportables jusqu'aux plus violentes, des bluettes dans les yeux, des bourdonnements dans les oreilles, des saveurs et des odeurs imaginaires, de la loquacité, du délire, des actes insensés.

Les cellules des glandes et des sécrétions internes se multiplient outre mesure et sécrètent leurs produits avec excès. Il en résulte soit des tumeurs comme les loupes, les lipomes, les glandes engorgées, les kystes de l'ovaire; soit des sueurs abondantes, des urines troubles, sédimenteuses, chargées d'acide urique, de matières colorantes, de sucre d'albumine; des écoulements de larmes et de chassis, des vomissements de bile, de la diarrhée bilieuse ou séreuse, des pertes séminales, etc.

Enfin, les cellules épithéliales se multiplient de même avec exagération et constituent par leur accumulation des couches plus épaisses qu'à l'état normal. A la peau, elles forment les verrues, les cors, les durillons, les écailles, des éruptions et des dartres farineuses; sur les muqueuses, elles produisent les enduits de la langue, les glaires de l'estomac et de l'intestin, les mucosités des fosses nasales et de la vessie, les crachats des bronches, les écoulements des organes génitaux, etc.

Quand l'inflammation est peu prononcée ou lorsqu'elle est limitée à un petit nombre de cellules, elle reste localisée et ne trouble pas beaucoup la santé générale. Quand, au contraire, l'inflammation est très intense, qu'elle envahit les tissus dans une grande étendue, elle ne se borne plus à des accidents locaux, mais elle produit les symptômes généraux dont l'ensemble constitue la *Fièvre*. Enfin, quand l'inflammation est très violente, que la tuméfaction portée au dernier degré comprime ou déchire les tissus, paralyse les nerfs, oblitère les vaisseaux, etc., les cellules ne peuvent pas résister à une aussi rude épreuve. Altérées dans leur forme et leur consistance, écrasées, divisées, privées de sang et d'influx nerveux, elles cessent de vivre.

C'est la *gangrène*.

D'autre part, suivant le cours de son développement, l'inflammation peut être, ou *aiguë*, quand elle ne dépasse pas le terme de quinze à vingt jours; ou *chronique*, quand elle dure des mois et des années; ou *latente*, enfin, quand elle ne se produit qu'avec lenteur et qu'elle ne donne jamais lieu ni à aucune fièvre ni à aucune souffrance.

Nécrobiose des Cellules. — La nécrobiose est, sans contredit, la maladie la plus grave que puissent avoir les cellules et c'est elle, en définitive, qui fait mourir la plupart des hommes. Attaqués en même dans leur *courant direct* et dans le *courant renversé*, privés à la fois de toutes leurs propriétés, les éléments électriques de la pile organique humaine meurent lentement chaque jour; ils se détruisent les uns après les autres, et si l'art n'intervient pas à temps, on est voué à une mort certaine.

Les nécrobioses ont reçu dans la pratique des noms divers, suivant la nature des tissus qu'elles intéressent ; ce sont :

La nécrobiose du tissu conjonctif et de ses variétés qui se désigne par *induration* des tissus élastiques et conjonctifs, produisant des rétrécissements de l'urètre de l'œsophage, de l'orifice du cœur; par *ramollissement* du tissu élastique, cause ordinaire des anévrismes; par *ramollissement* des os, ou la carie; par *cancer* du tissu conjonctif ou tumeur fibro-plastique, cancer du cartillage ou enchondrôme, cancer des os ou ostéosarcôme.

La nécrobiose du sang se manifeste par le *tubercule* c'est la plus grave et la plus fréquente de toutes nos maladies. Elle débute par une multiplication exagérée des globules blancs qui apparaissent dans la trame d'un organe et y forment de petits dépôts disséminés. Mais les globules blancs ainsi produits ne ressemblent pas à ceux du pus ; ils sont petits, ratatinés, mal venus, signe évident de leur état nécrobiotique. En s'agglomérant en grand nombre, ils constituent d'abord des masses dures, compactes, semi-transparentes : *le tubercule cru*. Mais, la nécrobiose poursuivant son cours, ils se ramollissent bientôt et présentent la consistance du fromage mou; puis enfin, ils se désorganisent tout à fait en formant alors une bouillie liquide assez semblable à du pus. Le plus souvent cette matière liquéfiée est rejetée au dehors; parfois, cependant, elle reste dans les tissus et les parties les plus ténues sont résorbées, laissant un dépôt solide qui a l'aspect et la dureté de la craie et constitue le *tubercule crétacé*. Ces dépôts de globules blancs nécrobiosés peuvent se faire dans tous les organes indistinctement, pourtant on les rencontre de préférence dans le poumon, les glandes lymphatiques et les méninges, où ils produisent trois redoutables maladies : la *phthisie pulmonaire*, la *scrofule* et la *méningite tuberculeuse*.

La nécrobiose des fibres musculaires consiste en une *dégénérescence graisseuse* qui enlève à ces fibres la propriété de se contracter et produit ainsi deux maladies également funestes : la *paralysie du cœur* et *l'atrophie musculaire progressive*.

La nécrobiose des cellules nerveuses se manifeste par *l'induration* du cerveau, de la moelle et des nerfs, causant des névralgies que la médecine officielle déclare incurables, des paralysies, des attaques d'épilepsie et l'idiotie, ou par le ramollissement de ces mêmes organes, produisant la paralysie du cerveau, de la moelle épinière et des nerfs, l'apoplexie cérébrale la folie, la démence, etc.

La nécrobiose des cellules des glandes et des sécrétions internes se caractérise par une dégénérescence graisseuse des cellules de l'urine, causant la maladie de Bright, et par la dégénérescence amyloïde du foie, de la rate, des glandes lymphatiques, etc.

La nécrobiose des cellules épithéliales, enfin, est la plus fâcheuse de toutes et constitue le cancer. Celui-ci peut se rencontrer dans toutes les parties du corps, mais il attaque de préférence l'estomac et les intestins, le sein et l'utérus. A son début, il consiste en une simple induration de l'organe malade qui est plus lourd, plus compacte, plus résistant qu'à l'état normal. Bientôt, cependant, par suite de multiplication des cellules nécrobiosées, il se forme une tumeur dure, bosselée, inégale, envoyant des racines à l'intérieur et souvent creusée d'enfoncements irréguliers. Cette tumeur ne cause d'abord aucune souffrance, mais plus tard les nerfs se trouvant mécaniquement comprimés, il survient des douleurs extrêmement violentes qui font de la vie un supplice.

Cependant, les cellules épithéliales continuant à se nécrobioser, se ramollissent bientôt et se décomposent en formant un fétide détritus. Sous l'influence de cette transformation des cellules, la tumeur cancéreuse éprouve des modifications analogues ; elle devient plus molle par place et bientôt elle s'ulcère et forme une plaie de mauvais aspect qui va s'agrandissant chaque jour. Puis, quand l'ulcération dans son progrès rencontre un vaisseau sanguin, elle l'ouvre, ce qui cause des hémorrhagies parfois assez abondantes pour mettre la vie en danger. Du reste, un peu plus tôt, un peu plus tard, elle finit par attaquer des organes essentiels à la vie organique ou végétative et dès lors, si les secours de la science n'ont pas été invoqués à temps, le malade est irrévocablement perdu.

DESCRIPTION DES APPAREILS ÉDARD

Dans l'introduction qui précède, nous nous sommes étendu longuement sur la théorie cellulaire et surtout sur la théorie rationnaliste et éminemment scientifique et philosophique des maladies dont les éléments microscopiques de la pile humaine sont affectés, théories qui sont, à l'heure que nous écrivons, le dernier mot qu'ait dit la science.

Il est prouvé à l'évidence par ces travaux scientifiques que toutes les maladies des cellules, malgré leur immense variété, malgré les causes diverses et multiples qui les engendrent et les développent à leur origine, sont, en dernière instance, produites par une cause résultante unique, l'affaiblissement ou la suppression des courants électriques ou cellulaires. Il en découle logiquement cette théorie, la nôtre, que pour guérir, il s'agit tout simplement de rétablir artificiellement le courant supprimé ou affaibli dans des conditions normales de fonctionnement, jusqu'à ce que l'organe, l'élément microscopique, la cellule, enfin, ait repris la vigueur et la force d'expansion, la vitalité nécessaire, pour procéder elle-même, seule et sans assistance, automatiquement, à la génération du courant, de la vie, qui l'anime.

Avant de procéder à l'exposition de cette *Théorie du Vitalisme curatif*, et afin de la rendre plus intelligible et d'utilité pratique au lecteur, nous devons entrer dans quelques détails descriptifs du mode de construction de nos divers appareils, un seul et unique principe étant à la base de nos divers intermédiaires de génération et de dispensation du courant électrique organisé, de fluide vital curatif, que nous tenons à la disposition des malades et qui sont le fruit de trente années d'études et le résultat mûri de trente années de recherches dans le domaine de la pratique électro-magnétique de l'art de guérir.

I. — LA CEINTURE CONTRE LE MAL DE MER

Cette ceinture est faite d'un tissu de soie ou de lin ; d'un bout à l'autre, c'est-à-dire dans le sens de la longueur, elle est divisée au moyen de coutures parallèles en un certain nombre de gaines qui sont remplies, dans certaines conditions données, d'une poussière de minerai de fer titanique, naturellement magnétique, qui constitue l'élément basique de tous nos appareils et dont plus loin nous parlerons plus amplement.

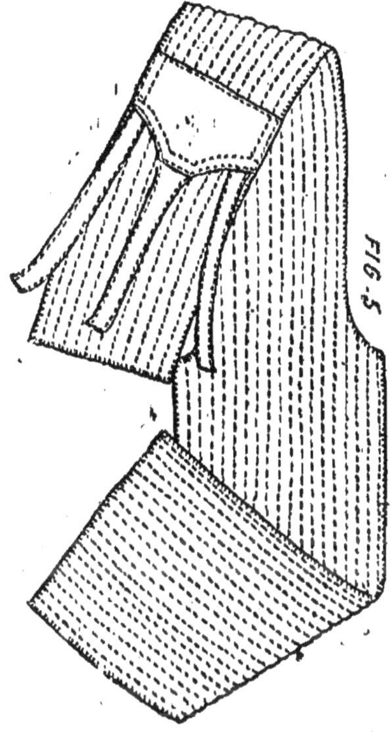

Ces gaines longitudinales, remplies de minerai épuré et préparé spécialement par nous, opèrent comme autant de générateurs d'un courant électro-magnétique permanent et pour ainsi dire inépuisable, aussi longtemps que le tissu qui lui sert d'enveloppe et de bâtis, résiste à l'usage qu'on en fait. Ce courant a toutes les qualités spéciales et caractéristiques du fluide vital, ou du courant électrique animalisé, organique.

La ceinture mesure à une extrémité, qui est le pôle positif, 15 centimètres de largeur : à l'autre extrémité, qui est le pôle négatif, elle n'a que 9 centimètres de largeur. C'est, bien entendu, lorsqu'on se l'applique et que les deux pôles se trouvent rapprochés, que le courant s'établit. Alors on se trouve dans un véritable bain électrique qui maintient ou rétablit l'équilibre de l'électricité du corps. L'ensemble de l'appareil empêche enfin que, dans le tangage et le roulis du navire, les intestins ne se soulèvent contre le diaphragme et ne compriment le foie. Électriser et contenir : voilà le rôle de la ceinture. C'est donc, d'une part, en agissant par l'électricité sur les systèmes nerveux et sanguins, et, d'autre part, en maintenant les viscères abdominaux da[illegible] leur état normal, que la ceinture arrête net le ma[illegible] mer. Le fait de la cessation de ce mal, dont sont effrayés avec raison la plupart de ceux qui doivent voyager sur mer, est prouvé *incontestablement* par les attestations que nous avons recueillies à bord des vaisseaux où, à différentes reprises, nous avons fait, sur un grand nombre de personnes, les expériences les plus variées avec la ceinture.

MANIÈRE DE FAIRE L'APPLICATION DE LA CEINTURE

La ceinture se pose sur le corps nu à la hauteur de l'épigastre, c'est-à-dire au-dessus des hanches, le côté visible des gaines appliqué sur la peau, le bout le plus large devant, le bout le plus étroit derrière. Elle doit être bouclée sur le côté gauche du corps ; bouclée au milieu, à droite ou dans le dos, il n'y aurait pas d'effet.

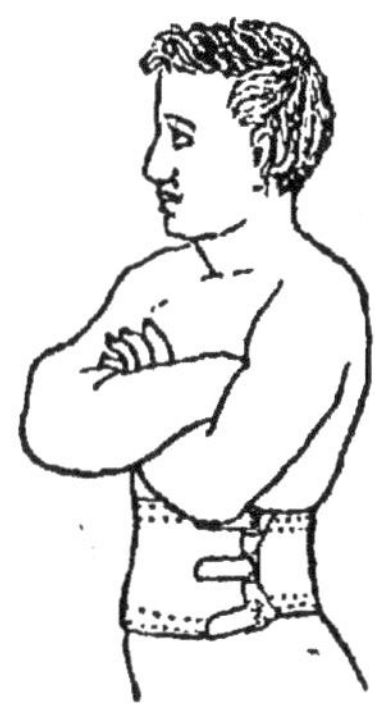

Les deux bouts doivent se croiser de 4 à 5 centimètres au moins ; le côté étroit sous le côté large, pour rendre le courant continu. La ceinture doit être suffisamment serrée pour rester fixée sur l'épigastre.

Nous recommandons de ne pas l'appliquer immédiatement après avoir mangé ; un intervalle d'une heure et demie à deux heures est nécessaire entre les repas et l'application. On peut, sans inconvénient, la garder pendant toute la durée d'un voyage, aussi long qu'il puisse être ; manger et dormir sans s'en préoccuper.

Après s'être servi de la ceinture, la remettre dans sa boîte et la tenir toujours dans un endroit sec.

Pour obtenir une ceinture, envoyer la mesure exacte de sa taille prise sur le corps nu.

AVIS AUX DAMES

Ne pas se servir de la ceinture dans un état de grossesse avancé.

II. — BROSSE ÉLECTRO-MAGNÉTIQUE

La brosse ou pile sèche est formée d'une plaque de liège de 20 c. de longueur, 9 de largeur et 3 d'épaisseur. Cette plaque est percée de quatre canaux longitudinaux, dans chacun desquels se loge un tube mé-

FIG. 3

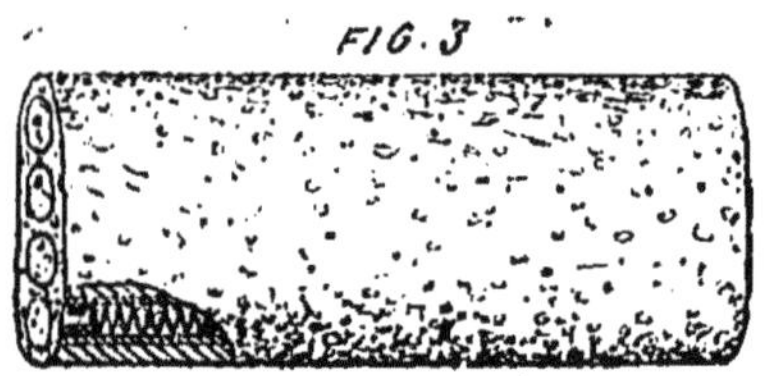

tallique en cuivre. Chaque tube renferme un électro-aimant ou faisceau de neuf lamelles d'acier aimanté, noyé dans la poussière du même minerai employé pour la ceinture contre le mal de mer. La plaque de liège est donc armée ainsi de quatre aimants formant huit pôles, dont quatre positifs et quatre négatifs.

Par suite de la préparation spéciale que son ensemble subit, la brosse forme une véritable batterie électro-magnétique, c'est un réservoir de fluide; on se frictionnant avec cette plaque, on fait passer dans les tissus cutanés et dans les muscles, des courants magnétiques assez forts pour opérer une attraction et une répulsion continuelles, une action et une réaction sur l'électricité propre du corps, tendant à constituer un équilibre, qui est l'état normal de la santé.

C'est principalement dans les cas de douleurs rhumatismales, de ralentissement de la circulation ou de paralysie, qu'on fait des frictions avec la brosse.

Les frictions doivent toujours se faire de haut en bas, naturellement, et il faut avoir soin, lorsqu'on est arrivé à l'extrémité d'un membre et qu'on le quitte, de prendre une direction perpendiculaire à la première cela s'appelle *briser le courant.*

On peut agir encore avec la plaque électro-magnétique autrement que par des frictions : on l'applique avec succès, par exemple, sur l'estomac, en cas digestion pénible, ou sur les côtés du thorax si l'on éprouve un embarras pulmonaire, en un mot sur toutes les parties du corps où se manifestent des douleurs; alors s'il y a manque d'électricité, l'appareil y supplée dans une certaine mesure; si, au contraire, il y a accumulation d'électricité (ce qu'indique la chaleur ou l'inflammation), il peut contribuer à en favoriser la distribution et l'écoulement.

Il a été attesté bon nombre de fois que l'application plus ou moins prolongée de la plaque magnétique provoque une transpiration locale ou même générale, ce qui indiquerait le dégagement; car, lorsque la sueur se produit, la fièvre et l'inflammation disparaissent ou tout au moins diminuent.

Appliquée aux pieds, durant la nuit, notre pile sèche y produit la chaleur, et, partant, dégage la partie supérieure du corps, le tête surtout; donc, elle satisfait encore à une condition de santé et de bien-être.

III. — SEMELLES ÉLECTRO-MAGNÉTIQUES

Ces semelles sont composées de deux plaques de

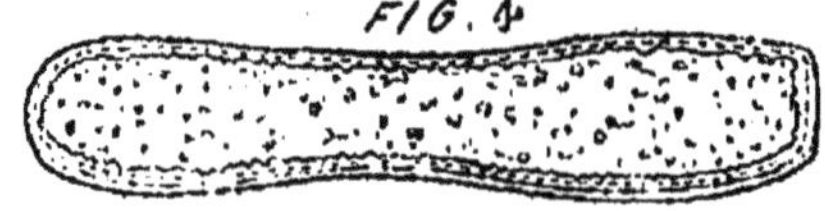

liège suffisamment minces, entre lesquelles nous faisons entrer notre minerai, toujours après l'avoir pré-

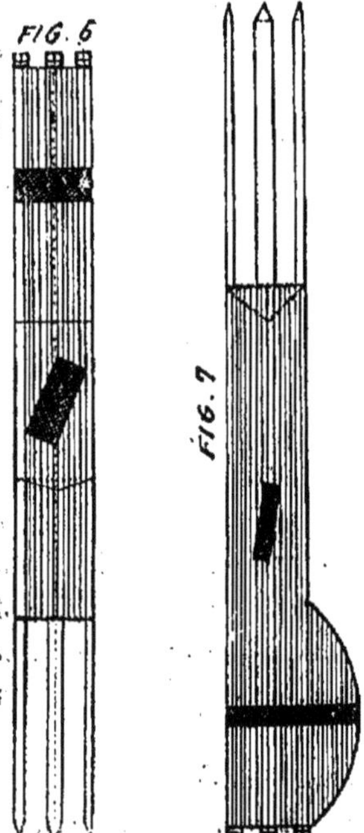

paré. Leur action n'est pas moins réelle et évidente que celle de la ceinture contre le mal de mer et de la brosse ou frictionneur. Elles produisent aux pieds une chaleur douce et constante, les isolent du sol. C'est un sûr préservatif contre le froid et l'humidité des extré-

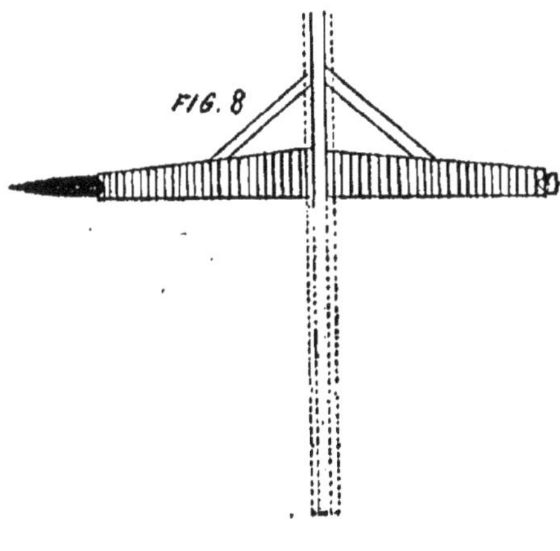

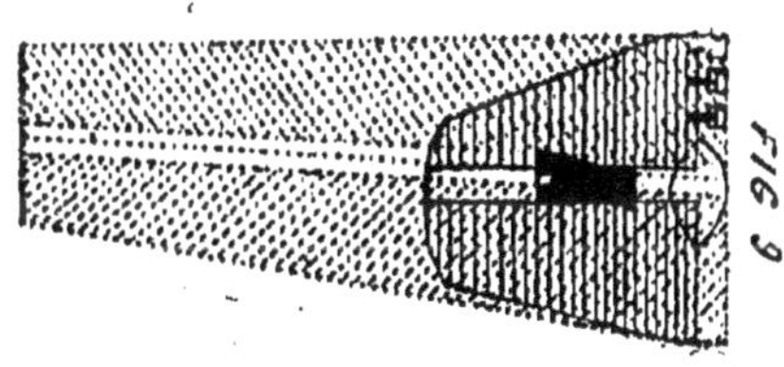

mités inférieures, cause première d'un si grand nombre de maux : rhumes, rhumatismes, coliques, diarrhées, suppressions chez les femmes, congestions cérébrales, etc.

Tous nos autres appareils, ceinture lombagique (fig. 6), ceinture maternelle (fig. 7), couronne névralgique (fig. 8), plastron pneumonique (fig. 9), bracelets (fig.

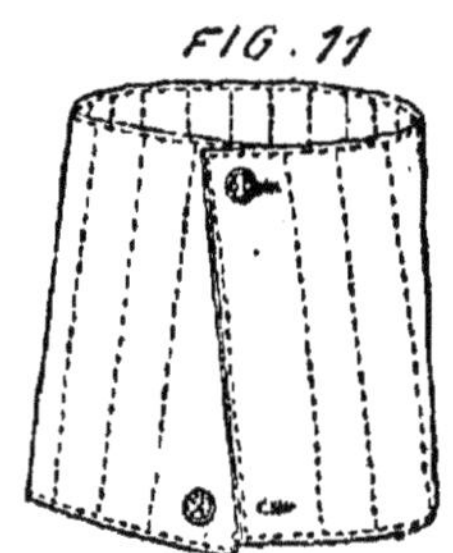
FIG. 11

11), sont basés sur le même principe que les précédents et confectionnés en vue de leur appropriation à des cas spéciaux, qu'indiquent leurs dénominations.

LE CABINET ÉLECTRO-MAGNÉTIQUE DE M. ÉDARD

Mais M. Edard ne s'est pas contenté de ces premiers essais, il a voulu installer un ensemble de dispositions électro-magnétiques, à l'aide desquelles il pût appliquer, dans une large mesure, l'électricité au soulagement des malades. C'est un nouveau système que nous allons décrire et dont les dessins théoriques sont donnés dans la gravure ci-contre.

Lorsqu'on entre dans le cabinet de M. Edard, on aperçoit au milieu de l'appartement un grand fauteuil qui, au premier abord, ne paraît présenter rien d'extraordinaire, mais dont nous dirons tout à l'heure le secret. A gauche, on voit deux grandes piles de Gaiffe de cinq couples chacune. Tout près, sur une table, une très belle machine de Holtz enfermée dans une cage de verre et mise en mouvement par un électro-moteur Trouvé; enfin, sur une autre table, une machine de Carré; le tout relié par un ensemble de chaînes, de conducteurs métalliques, et d'un commutateur à plusieurs manettes. On voit que les principales sources d'électricité sont représentées dans cette installation.

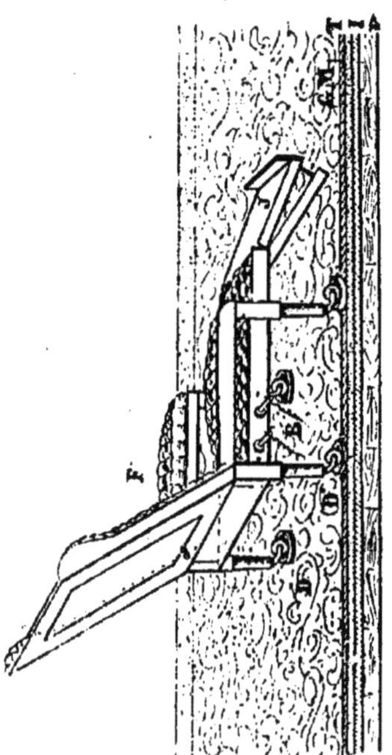

Entrons maintenant dans le détail des appareils. Le fauteuil F placé au milieu de l'appartement repose sur un tapis ordinaire T qui recouvre toute la pièce. Mais si nous soulevons ce tapis, nous trouverons une disposition toute particulière. Sur le parquet P repose une couche de feuilles de gutta-percha I; sur cette gutta-percha est étendu un appareil représenté en G au milieu du dessin et dont voici la description : Deux étoffes de soie ou de coton sont rapprochées l'une de

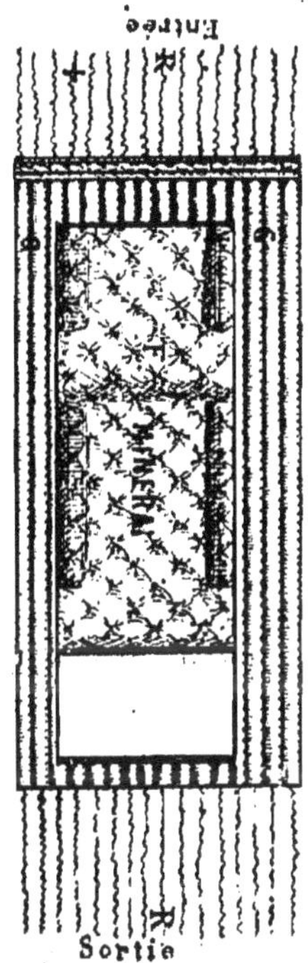

l'autre et réunies par une série de piqûres faites à la machine à coudre, de façon à constituer une suite de gaines juxtaposées, figurées en GG, au milieu de notre gravure. Ces gaines ou espèces de tubes ainsi constituées par les deux étoffes, sont remplies d'un minerai de fer titané, extrêmement magnétique, dont M. Edard se sert dans toutes ses applications, et qu'il avait déjà utilisé dans ses premiers appareils. A chaque extrémité des gaines GG, on voit des conducteurs R + et R —; qui amènent le courant de la machine de Holtz dont nous avons parlé. Cette machine est mise en mouvement par un électro-moteur double Trouvé, actionné lui-même par cinq couples d'une des piles de Gaiffe.

Le courant de la machine de Holtz arrivant en R + se divise à ce point en autant de conducteurs qu'il y a de gaines secondaires, il entre dans chaque gaine et en ressort à l'autre bout pour se réunir en un seul conducteur en R —, et retourner à la machine. Le minerai logé dans les gaines est donc le chemin par lequel doit nécessairement passer le courant de la machine de Holtz; M. Edard affirme que le courant traversant le minerai magnétique augmente la puissance naturelle qu'il possède déjà par lui-même de dégager de puissantes effluves qui agissent favorablement sur le malade placé au-dessus, dans l'espace recouvert par les gaines.

Mais ce n'est pas tout; le corps du fauteuil F lui-même est *armé* de la façon toute particulière que voici : Que le lecteur veuille bien se reporter à la partie inférieure du dessin que nous donnons ci-joint, il y trouvera figurés les détails que nous allons expliquer. Le siège et le dos du fauteuil F sont creux; dans ces cavités situées sous la garniture sont fixés un certain nombre d'électro-aimants, E, E', E'', E''', représentés un peu plus en grand en haut de la figure, page 58. Ces électro-aimants sont composés d'un noyau de fer doux replié en fer à cheval dont chaque branche est entourée d'une bobine de fil de cuivre recouvert de soie ou coton ; mais les pôles de ces électros sont terminés par des disques de fer doux, *ep.*, qu'on voit dessinés en coupe et de face dans la même figure en bas. On obtient ainsi des épanchements polaires qui étendent sur une plus grande surface le magnétisme engendré dans les électro-aimants lorsqu'on y fait passer un courant. Le fauteuil de M. Edard est armé

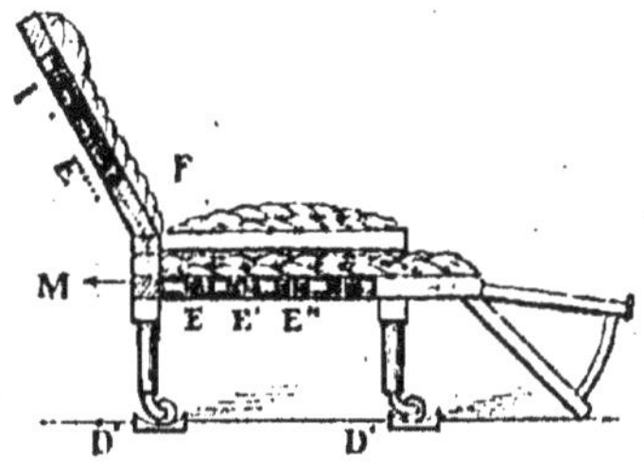

de seize de ces électro-aimants doubles (douze dans le siège et quatre dans le dossier), réunis en tension par séries de quatre, et les séries réunies en quantité. Le courant d'une seconde pile de Gaiffe de cinq couples (déjà citée), amenée par un conducteur souple, entre dans le fauteuil par la borne B (fig. du haut), remonte le long du fauteuil, entre dans les électro-aimants du dossier, passe dans ceux du siège et revient à la seconde borne B, d'où il retourne par le fil souple à la pile.

Mais il y a quelque chose de plus encore; si l'on regarde dans les dernières figures, en voit en M, au bout d'une flèche, une ligne noire sur le même plan que les épanouissements polaires des électro-aimants; c'est une couche du minerai magnétique employé par M. Edard et dont nous avons déjà parlé.

Une planche dans laquelle viennent s'enchâsser tous les électro-aimants porte cette couche de minerai qui

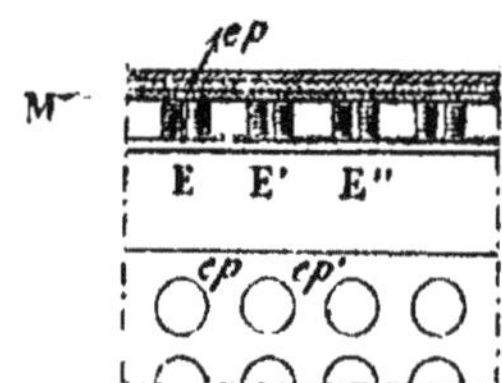

entoure et recouvre d'une légère épaisseur tous les épanouissements polaires, qui sont ainsi noyés au sein du minéral magnétique. Lorsque le courant de la pile passe dans les bobines des électros, on voit tout ce minerai se soulever sous l'influence de l'aimantation et dessiner dans toute sa masse les lignes connues sous le nom de fantômes magnétiques.

BAIN D'OZONE

Comme on peut le voir sur la figure, les pieds du fauteuil reposent sur les isoloirs de verre D, D', etc. Or, le malade étant étendu sur le fauteuil dont les pièces articulées se prêtent à toutes les positions, on peut le relier par une chaîne métallique au conducteur de la machine de Carré que nous avons indiquée plus haut. Grâce à l'isolement du fauteuil, le patient se charge de l'électricité développée par la machine et est comme plongé dans un *bain électrique*.

Dans les applications que les opérateurs du XVIIIe siècle faisaient de l'électricité statique à la médecine, ils employaient aussi le bain électrique, et se servaient comme excitateurs soit de pointes métalliques, soit de tiges émoussées, en bois ou en métal, ou même terminées par des boules. Approchant ces excitateurs des malades reliés par un cordon métallique à une machine électrique, et placés sur des tabourets isolés par des pieds de verre, ils tiraient soit des aigrettes, soit des étincelles, selon l'énergie du traitement qu'ils voulaient faire subir à leurs patients. C'est encore à peu près ainsi qu'opèrent les rares praticiens de notre époque qui traitent par l'électricité statique. M. Edard a conservé l'emploi de la machine statique et du siège isolé, mais, au lieu de se servir des excitateurs de bois ou de métal, c'est lui-même qui est l'excitateur. Il promène sa main à une légère distance du malade et selon qu'il approche plus ou moins sa main du corps du patient, celui-ci sent comme un *souffle* qui s'échappe de lui-même, ou bien des aigrettes lumineuses qui jaillissent du bout des doigts de l'opérateur, ou même de petites étincelles qui lui font éprouver, sur la partie où elles partent, comme une série de petits picotements facilement supportables.

Disons en passant que, rien qu'à titre d'expérience physique, ces aigrettes lumineuses, qu'on voit jaillir dans l'obscurité des doigts de celui qui opère, sont du plus curieux effet.

En résumé, son système se compose :

1° D'un sol isolé composé de gaines de minerai naturellement magnétique, qui répand dans l'appartement les effluves électriques que lui envoie une machine de Holtz (le moteur Trouvé, actionné par la pile de Gaiffe, n'a d'autre rôle que de faire tourner la machine de Holtz; mais c'est une fonction dont il s'acquitte fort bien).

2° D'un fauteuil articulé, dans l'intérieur duquel une série d'électro-aimants reçoivent le courant d'une pile de Gaiffe, et orientent une couche de même minerai magnétique. Un malade étendu au-dessus de cette masse magnétique subit une influence dont la nature est inconnue, mais dont l'efficacité, indéniable *à priori*, paraît bien constatée par les faits.

3° D'un traitement par l'électricité statique, le sujet relié à la machine étant sur un siège qui repose sur des isoloirs, avec cette particularité que c'est la main même de l'opérateur qui sert d'excitateur, et que cet opérateur paraît doué d'une habileté toute particulière, ainsi que le prouvent d'ailleurs les guérisons obtenues.

(Abbé Moigno dans le *Cosmos*.)

THÉORIE DE L'ÉLECTRO-VITALISME CURATIF

Les spécifiques de Paracelse et de ses successeurs sont des poisons violents, les plus énergiques qu'aient pu fournir les découvertes des chimistes et des herboristes des deux mondes. Ces poisons, introduits dans le corps, y sont absorbés ; ils pénètrent dans les cellules, ils en attaquent la vitalité, ils les frappent de mort ou, du moins, amènent un profond allanguissement de leurs fonctions. Quelquefois cet empoisonnement des cellules par remèdes spécifiques, minéraux ou végétaux, a momentanément des conséquences heureuses et produit l'apparence d'une guérison réelle. De même que la chirurgie peut rétablir la santé en amputant un membre malade, de même ces poisons peuvent tuer et détruire certains tissus. De cette façon, on guérit en estropiant, intérieurement ou extérieurement, le malade.

Mais, lorsque le mal occupe des organes importants, le cœur, le poumon, le foie, le tube digestif, le cerveau, la moëlle épinière, les ganglions nerveux, les yeux, les oreilles, etc., ce n'est point impunément qu'on mine par le poison la vitalité des cellules souffrantes. Dans ce cas, plus on prodigue les spécifiques plus la maladie s'aggrave; elle augmente chaque jour d'étendue et d'intensité, elle devient incurable, et soit qu'elle reste aiguë, soit qu'elle passe à l'état chronique, elle se termine fatalement par la destruction de l'organe malade, et, si ces organe est essentiel à la vie, par la mort.

D'ailleurs, introduits dans le sang et les tissus, les spécifiques n'ont absolument aucune raison pour n'attaquer que les cellules malades et pour respecter celles qui sont saines. Le plus souvent, ils frappent indistinctement tous les éléments microscopiques du corps. Parfois, par suite de leur composition chimique spéciale, ils exercent sur nos tissus une action élective, c'est-à-dire qu'ils attaquent seulement certaines espèces de cellules et ne font aucun mal aux autres; mais, dans le même tissu, ils n'en attaquent et détruisent pas moins, sans distinction, les cellules saines comme les cellules malades. Donc, le mal certain, irréparable, qu'ils font est toujours deux fois, souvent dix fois, plus grand que le bien probable qu'ils produisent.

C'est ce qui a donné naissance à l'homœopathie et également aux premiers essais pour appliquer l'électricité, soit statique ou dynamique, et le magnétisme, soit minéral soit induit, à la guérison des maladies auxquelles notre organisme est sujet. Malheureusement, les résultats obtenus ne furent point toujours encourageants, et l'on peut affirmer sans faire injustice à personne que l'électro-thérapie se meurt depuis longtemps sans jamais avoir pu vivre un jour.

Cela tient principalement à deux causes. D'abord,

les praticiens, en général et presque sans exception, ont voulu appliquer et administrer l'électro-magnétisme un peu de la même manière que leurs prédécesseurs appliquaient un cataplasme et administraient une dose de sulfate de quinine. C'était se servir d'un outil, excellent *per se* et en principe, avant d'avoir cherché à se rendre compte exactement de la nature du travail à exécuter et de la qualité de besogne qu'on peut raisonnablement en attendre. Ensuite, ce qu'ils ont eu le tort de ne pouvoir ou de ne pas vouloir voir, l'électro-magnétisme, chimique ou mécanique, de même que l'action des spécifiques de Paracelse, avait le défaut d'être un courant, un fluide, inorganique. Or, il s'agissait d'influencer l'activité d'un courant électrique vital, d'un élément organique, au moyen de cet agent inorganique et, cela saute aux yeux, l'action de l'un sur l'autre, dans quatre-vingt dix cas sur cent devait être nulle; dans neuf sur les dix autres cas, mauvaise, et seulement une fois sur cent, par accident, bonne et curative.

C'est ce qui avait fortement frappé notre attention, dès que nous eûmes commencé à étudier et à appliquer l'action des courants électriques à la guérison des malades. Nous ne pouvions procéder longtemps sans nous apercevoir de deux faits principaux : Premièrement, nous pouvions constater la parité des courants électriques générés par une machine, et des courants électriques ou nerveux générés par une pile organique humaine; secondement, nous devions constater les identités spéciales, distinctes, les caractères personnels de chacun de ces deux courants, organique et inorganique, qui ont leurs allures et même leurs propriétés, tant mécaniques que chimiques, absolument individuelles.

En effet, autant la nature du fluide nerveux est relative et variable suivant les climats, les saisons, les tempéraments et même les mœurs et les habitudes des personnes dont l'organisme a besoin d'une infusion de vitalité nouvelle, autant celle du courant généré artificiellement est absolue et invariable. Il peut changer quantitavement; il demeure qualitativement toujours le même, qu'il soit généré en hiver ou en été, au printemps ou en automne; qu'il soit statique ou dynamique, il varie de tension et d'intensité, mais il est toujours de même nature élémentaire, il a toujours les mêmes allures, la même activité, mécaniques et chimiques.

De là vient, au point de vue thérapeutique, le grand défaut du courant électrique inorganique, son manque absolu de pliabilité, d'adaptibilité. Il serait parfait, s'il s'agissait d'employer le courant organique à lui donner du ton et de la vigueur; mais comme, par suite de leur valeur quantitative respective, c'est l'inverse qui doit avoir lieu, l'action du courant inorganique sur le corps humain est le plus souvent neutre et indifférente. Il frappe, mais ne touche guère, et si par hasard il touche, il meurtrit.

D'ailleurs, c'est là son grand tort, de frapper, non point toujours dans le vide, mais parfois là ou point n'est besoin, et non point délicatement, mais toujours violemment et bien souvent brutalement. Au lieu de calmer, il est le plus souvent perturbateur; au lieu de rénover, il meurtrit les éléments microscopiques. Ensuite, il agit toujours en ligne droite, il est toujours pressé d'aller au but, c'est-à-dire jusqu'au bout de sa force de tension; il fait sa percée où il passe, et n'imprime aucune impulsion; il darde, il perfore, il ne secoue point. Avec cela, il est d'une indocilité complète. Dès qu'il a pénétré les tissus par l'application du conducteur sur l'épiderme, il prend le chemin le plus court, la ligne droite pour arriver à rejoindre le pôle qui l'attend. Si l'application en est faite sur une face du corps ou d'un membre, il suit l'épiderme et ne pénètre point; si elle est faite un pôle d'un côté un pole de l'autre, il traverse l'organisme comme un fil d'acier... et c'est tout. Les praticiens de l'électro-thérapie inorganique l'ont si bien compris, qu'ils ont travaillé constamment à substituer des plaques et des rondelles aux pôles en boule ou en pointe, partout où cela était possible, mais sans arriver à des résultats plus sérieux. En effet, cela se comprend pour peu que l'on soit familier avec les allures déterminées de l'électricité inorganique, à qui il ne faut guère mieux qu'un prétexte, entre deux plaques, pour se trouver une fuite quelconque et s'échapper violemment en un filet ténu au lieu d'opérer méthodiquement le passage en rideau d'une surface à l'autre.

Bref, le grand tort des courants inorganiques, lorsqu'il s'agit de les appliquer à produire une action bienfaisante et durable sur un tissu cellulaire, ou sur un organe, c'est qu'ils sont inorganiques et partant, si nous pouvons nous servir de ce terme, inassimilables à un organisme. Nous aurons occasion, plus loin, de démontrer ce fait, d'ailleurs patent, avec toute l'évidence désirable.

V

II

Le lecteur aura remarqué ce fait capital qui résulte de la théorie du vitalisme cellulaire, théorie généralement admise par les sommités scientifiques, tant en France qu'à l'étranger; le lecteur, disons-nous, aura remarqué ce fait capital de l'activité cellulaire que — d'après les auteurs — le courant électrique qui les traverse, est *alternativement direct et renversé.* C'est ici que commence notre théorie de la vitalité des éléments microscopiques.

Nous croyons en principe que le courant électrique qui traverse les cellules est un courant continu qui parcourt les fibres nerveuses d'un bout à l'autre et toujours dans la même direction, et que, contrairement aux apparences, ce courant, en tant que courant, n'est ni direct ni renversé. D'abord, parce que pareil mouvement serait contraire à toutes les lois qui régissent la génération et la transmission ainsi que l'action des courants électriques. Des *courants électriques*, avons-nous dit, et entendons-nous; car, c'est vraiment, sous tous les rapports et dans toute sa puissance de phénoménalité, un courant électrique qui, sous le nom de fluide nerveux, génère et entretient la vie de tout organisme animal ou végétal. Mais l'activité cellulaire qui se manifeste, mécaniquement, par un mouvement de va-et-vient et, chimiquement, par une oxydation et une désoxydation, n'est plus le courant électrique lui-même, cause de cette activité, mais l'effet du courant, effet purement et absolument magnétique.

En effet, les substances organiques qui s'oxydent et se désoxydent dans la cellule, deviennent tour-à-tour magnétiques et diamagnétiques, selon leur nature chimique du moment, et partant, leurs tendances changent mécaniquement, parce que, atomiquement, elles sont tantôt attirées, tantôt répoussées, tantôt en croix, tantôt en parallèle sur le courant organique.

C'est à Faraday, celèbre électricien anglais, que nous devons la découverte du diamagnétisme. Pendant longtemps on a cru que le fer et ses composés, l'oxyde de fer et l'acier, étaient les seules substances douées de magnétisme. Mais il y a à peine quelques années, ce célèbre physicien, faisant des expériences très délicates, fut mis sur la trace du diamagnétisme et prouva que tous les corps sans exception jouissent de la propriété d'être influencés par le courant électrique. Seulement, cette action influente n'est pas toujours la même, et selon les substances, présente deux manières d'être différentes. Ainsi, le fer et l'acier, soumis à l'action d'un courant, se mettent en travers — en croix — de la direction de ce courant : d'autres substances, le bismuth, par exemple, soumis à l'action d'un courant, se mettent en long — en parallèle — de la direction de ce courant. Les premiers sont désignés comme substances magnétiques, les seconds comme substances diamagnétiques. Ajoutons ce fait important, que si le diamagnétisme ne produit pas des faits aussi prononcés que ceux du magnétisme, par contre il est beaucoup plus répandu que lui dans la nature et se trouve possédé non-seulement par la plupart des minéraux, mais aussi par presque toutes les matières d'origine animale ou végétale, c'est-à-dire organiques.

Ensuite, il y a une autre face de la question. Dans la rédaction de tout ce qui précède, citant les auteurs, prenant selon les besoins de la démonstration qui nous reste à faire, les faits scientifiques et les résultats de l'expérience un peu partout, nous avons conservé les expressions employées dans les travaux des savants dont nous donnons des extraits ou des analyses. C'est ainsi que, jusqu'à présent, nous nous sommes servi des termes *courant* électrique et *fluide* nerveux, alors que la science commence à ouvrir les yeux de son entendement à la réalité qu'il n'y a là ni fluide spécial, ni courant d'aucune façon, mais simplement une activité mécanique, un mouvement des fibres et des cellules des tissus transmetteurs ou conducteurs, une ondulation des molécules, une vibration des atômes, transmises de l'une à l'autre par l'impulsion d'une force inconnue encore, la vie, — ou l'électricité, si l'on veut — dont la présence ou l'absence se manifestent par des phénomènes divers, mais dont l'essence et la nature sont encore à chercher.

Il est généralement entendu maintenant que lorsqu'on envoie une dépêche télégraphique, de Paris à New-York par exemple, les mots ni même aucun fluide ne parcourent le fil conducteur; seulement, une impulsion est donnée à un bout et répercutée jusqu'à l'autre bout, instantanément, par une ondulation des molécules, une vibration des atômes, qui, mécaniquement, parcourt toute la distance. Mais à part le mouvement ascendant et descendant vibratoire, selon l'amplitude et le rythme de l'ondulation, aucun déplacement n'a lieu, aucun fluide ne se met en course; l'impulsion ayant cessé, chaque molécule se retrouve où elle était avant le mouvement. Ces distinctions sont essentielles à l'établissement de notre théorie du vitalisme curatif.

« Aujourd'hui, écrit M. Jamin, membre de l'Institut, la physique a été renouvelée dans son ensemble : Fresnel a établi la théorie de la lumière, Ampère celle du magnétisme; l'étude des vibrations sonores a été considérablement accrue; on a reconnu que l'ensemble des radiations émises par les corps échauffés se distingue par des réfrangibilités croissantes, non par des changements de nature et d'essence et que, par conséquent, les diverses chaleurs rayonnantes, les lumières de couleurs différentes et les rayons chimiques ne sont que les notes distinctes d'une série de gammes, etc....

« Le livre élémentaire que j'offre aujourd'hui au public est conçu dans un esprit différent. Dès les premiers mots, je démontre que la chaleur est un mouvement moléculaire et cette idée guide ensuite le lecteur dans toutes les expériences et les explique.

« La terre et les aimants n'étant que les solénoïdes, j'en fais dépendre le magnétisme et l'électricité; l'accoustique montre dans dans leur détail les vibrations longitudinales, transversales, circulaires et éliptiques; elle prépare à l'optique. Cette dernière partie, enfin, est l'étude des vibrations de toute sorte qui se trouvent dans l'éther; les interférences et les polarisations sont expliquées de la manière la plus élémentaire et la théorie vibratoire est rendue accessible à tous (1). »

(1) *Traité de physique* — préface. — Paris, Gauthier-Villars, 1870.

Nous, nous allons plus loin. De même que Dumas par sa théorie atomique a proclamé l'unité élémentaire des formations inorganiques ; de même que Raspail, par sa théorie des cellules, a démontré l'unité élémentaire des formations organiques ; de même, nous croyons à la vibration universelle, à l'unité du mode d'action et de transmission de toutes les forces de la nature, à l'unité élémentaire de toute manifestation physique, de toute phénoménalité, soit organique, soit inorganique.

La gravitation des corps célestes, effet de vibration ; l'attraction et la répulsion, donc la polarité, donc les affinités chimiques, effets de vibration. La lumière, la chaleur, le son, le parfum, la saveur ; effets de vibration. Tout vibre de sa vibration particulière, individuelle. Toute chose vibrante, tout être vibrant, exerce sur les choses et les êtres qui vibrent, de près ou de loin, par rapport au temps ou à l'espace, une influence ou bien en subit une, selon l'intensité, l'amplitude, la vitesse, etc., de leurs vibrations respectives. Toute vibration inorganique est simple ; toute vibration organique est composée ou tout au moins double. Chaque chose, chaque être prend son caractère individuel de son mode et son rythme de vibration. Lorsque, dans son ensemble et sa généralité, l'individualité vibratoire d'un être quelconque, végétal ou animal, vient à être modifiée, l'individu devient malade et, si la perturbation continue, il meurt. Lorsque dans ses détails organiques, dans ses éléments microscopiques, la vibration individuelle vient à être modifiée, il y a dissonnance entre les diverses parties de cet organisme, et l'organe, la cellule, qui vibre en désaccord est malade ; si la cause de la perturbation ou son effet seulement continue, l'organe se nécrobiose et, s'il est essentiel à la vie, l'individu meurt.

III

Un premier pas, inconscient sans doute, dans la direction qui mène vers la solution du problème que nous nous sommes posé, a été fait par le docteur Burq, dans sa théorie nouvelle sur l'art de guérir. Seulement, parce qu'inconscient sans doute, il n'a point atteint le but ; ce n'en est pas moins un progrès, il n'en est pas moins un des glorieux précurseurs du Vitalisme Curatif, tel que nous le comprenons et l'enseignons.

Le Burquisme, en effet, se base sur le fait que les métaux, comme toutes choses, ayant leur vibration individuelle, peuvent, avec plus ou moins d'énergie, transmettre leur mouvement ondulatoire à d'autres corps et provoquer ainsi par induction dans les tissus de ces corps, s'ils sont organiques, ce qu'il est convenu d'appeler un courant électrique — ce que nous appelons une vibration atomique — qui, dans certains cas déterminés, donne lieu à des phénomènes de magnétisme ou de diamagnétisme connus.

Seulement, par la nature disparate même des réagissants qui sont ainsi mis en contact, le champ d'exercice, la faculté d'utilité, de ce procédé nouveau doivent être très limités. En effet, le nombre des cas où le mode trouve son application doit être très restreint, attendu que le praticien trouve ici les mêmes difficultés que dans l'application de l'électricité inorganique, qui, ne possédant qu'un nombre déterminé de modes, ou individualités, de vibration, ne dispose nécessairement que d'une latitude d'activité très peu étendue.

Un courant d'électricité inorganique, en effet, étant généré, soit mécaniquement par une machine Holtz, par exemple ; soit chimiquement par une pile Planté, ou une Bunsen ; soit, enfin, dynamiquement, par une machine Gramme, ou une quelconque de leurs congénères ; un courant inorganique, disons-nous, de par les lois de la nature, ne peut présenter que les modes de vibrations, isolées ou combinées, des éléments constitutifs de son générateur. Ainsi, le courant généré par la pile ne peut être qu'un mode de vibration mixte ou composée des vibrations individuelles du zinc, du charbon et de l'acide, qui, par leur changement de forme chimique, produisent et donnent l'impulsion qui constitue le courant. Il en est de même d'un courant statique généré par une machine Holtz, qui ne donne qu'un mode de vibration mixte, composée des individualités vibratoires du verre, du cuivre et de la résine du générateur. Et ainsi des autres procédés de génération ; que le courant soit simplement électrique ou qu'il soit électro-magnétique, il n'en a pas moins toujours le défaut d'être inorganique, c'est-à-dire d'être violent, brutal, indocile, dardant, manquant de pliabilité, d'adaptibilité, et surtout, d'être simple dans son amplitude et son rythme, absolu dans tout son mode vibratoire.

La parité des deux courants est incontestable, nous l'avons déjà dit ; ils sont peut-être génétiquement les deux effets différents d'une même cause initiale, mais ils n'en sont pas moins, sous tous les rapports, dans leur mode opératoire comme dans leurs tendances, dans leurs allures comme dans leurs potentialités, deux individualités distinctes et même réagissantes l'une sur l'autre. Ils ont chacun leurs caractères typiques.

Le courant organique est doux, insinuant, souple, diffus ou plutôt radiant, très pliable, s'adaptant vite d'un organisme à l'autre, et tout cela de par la nature même de son mode de génération. En effet, il entre dans la composition chimique de l'organisme animal, non seulement vingt-cinq à trente éléments de matière qui, chacun, ont leur caractère vibratoire individuel, mais en outre, chaque organisme animal continue à répercuter les différentes vibrations individuelles de ses ancêtres du même genre, et même les vibrations typiques des différentes espèces dont, après une existence de millions d'années de transformation, il est la dernière expression évolutionniste. De là, selon la race, la nationalité, la famille, l'habitat, la civilisation et même le développement intellectuel et moral de chaque homme, une individualité vibratoire extrêmement complexe dans ses allures.

Il est donc évident que tel ou tel mode vibratoire individuel de tel ou tel métal, employé isolément comme dans la métalo-thérapie ou en combinaison comme dans l'électro-thérapie, ou même intérieurement comme dans la thérapeutie officielle des diverses facultés, ne peut que par accident et anormalement, influencer le mode vibratoire d'un organisme humain et ainsi contribuer à sa guérison.

En effet, réduit à son expression rationaliste la plus

simple, qu'est-ce donc que la maladie et qu'est-ce donc que l'art de guérir?....

La maladie? La science officielle elle-même en convient, c'est, initialement, ou le ralentissement, ou la précipitation, ou la suspension complète, de l'activité mécanique des cellules. Tant que toutes les cellules d'un organisme humain, dans tous les tissus et tous les organes de sa complexité anatomique, opèrent régulièrement leur fonction de s'étendre et de se distendre alternativement, méthodiquement, régulièrement, l'homme jouit d'une parfaite santé. C'est-à-dire, tant que sa vibration organique individuelle demeure régulière, sous l'action de cette vibration — ou de ce courant électrique — les éléments constituants de la cellule sont influencés magnétiquement ou diamagnétiquement. D'abord, ils se mettent en croix sur l'impulsion ondulante et distendent le vésicule cellulaire, ce qui provoque l'influx de la matière nutritive; cet influx occasionne une altération chimique des éléments constitutifs, qui, par ce changement, deviennent diamagnétiques par rapport au courant vibratoire, et se mettent en parallèle sur le courant; il en résulte une extension du vésicule entraînant l'expulsion d'une partie de son contenu, c'est-à-dire de ses éléments constituants, et sous cette disposition, cette polarité atomique nouvelle, une nouvelle altération chimique a lieu et la combinaison élémentaire redevient magnétique et se replace en croix. Et voilà la vie et la santé!.. une simple opération mécanique, un va-et-vient dynamique et une simple opération chimique, l'oxydation et la désoxydation, alternativement, des éléments constitutifs de la vie organique, le carbone et l'oxygène contenus dans la cellule, l'un produisant l'autre et l'autre à son tour reproduisant l'un. Le tout, bien entendu, sous l'action de l'impulsion qui fait vibrer tout l'être, et que, faute d'un terme plus précis, on nomme la *vitalité.*

L'art de guérir, *le Vitalisme Curatif,* consiste donc simplement, ainsi que nous l'avons déjà dit, en la science et la puissance que nous possédons de produire une impulsion vibratoire, un courant électrique, *semblable au courant organique ou fluide vital,* d'agir ainsi sur les cellules ou éléments microscopiques de l'organisme humain et de provoquer leur fonctionnement régulier, méthodique, d'abord artificiel et, après nutrition et rénovation, naturel et organique, automatique et spontané en même temps.

IV

La grande difficulté du problème à résoudre, c'était, on le conçoit, de trouver le moyen de produire artificiellement un courant électrique organisé, ou plutôt de générer une impulsion vibratoire semblable au courant organique, ou fluide vital humain. Nous avons trouvé ce moyen : *Eurekà* !... Des centaines et des centaines d'attestation et de certificats, constatant les guérisons, parfois presque miraculeuses, que nous avons obtenues, sont là pour justifier et légitimer nos prétentions. Les faits ont une façon de parler irréfutable.

En premier lieu, nous nous sommes préoccupé de trouver un moyen d'amortir la vivacité brutale du courant électrique, et, comme pour certaines raisons sur lesquelles nous n'avons point à nous expliquer ici, il nous convenait d'employer de préférence sinon exclusivement l'électricité statique, il s'agissait avant tout d'enlever à l'électricité ainsi gérérée son caractère de foudroyante soudaineté et d'accumuler ses décharges en une sorte de réservoir, d'où l'on pouvait pour ainsi dire les soutirer en un long filet ténu, au moment du besoin et selon les besoins. Après de longues études et des essais multiples, nous avons enfin trouvé ce moyen, ce réservoir. Nous croyons ainsi avoir fait, pour l'électricité statique et au point de vue du *Vitalisme Curatif*, ce que Faure, avec son accumulateur, a fait pour l'électricité dynamique.

Ce réservoir est un minerai, auquel nous faisons subir une préparation spéciale qui est et demeure notre secret d'inventeur; une poudre noire, *le fer titané magnétique* qui sert d'enveloppe, de bain et pour ainsi d'atmosphère magnétique ambiante, aux éléments dont nos appareils électro-magnétiques sont composés. C'est véritablement l'âme, l'élément actif de nos appareils. Au commencement, nous le faisions venir à grands frais de l'île de la Réunion, où il se trouve en abondance; depuis, nous l'avons trouvé en dépôts considérables, mais mêlé de beaucoup d'impuretés, au pied des dunes de la Gascogne, le long de la plage de Grave, près de Soulac-les-Bains. Il en existe également sur le sol des anses, le long du littoral de l'île de Groix (Morbihan). L'échantillon le plus pur de ce genre de sable, analysé au laboratoire de l'École des Ponts-et-Chaussées, contenait 92 pour 100, d'oxyde magnétique de fer et 8 pour 100 d'acide titanique.

A part la qualité précieuse qu'il prend sous notre préparation spéciale de tamiser, pour ainsi dire, le courant électrique en le magnétisant, il lui doit aussi et surtout cette merveilleuse faculté de devenir alternativement magnétique et diamagnétique et de fonctionner ainsi, en s'oxydant et se désoxydant tour à tour, dans le corps même de nos appareil, exactement comme les éléments constituants des piles microscopiques, les cellules, fonctionnent dans tout corps organique et vivant. Ainsi, de fait, mécaniquement et chimiquement, tout courant électrique qui traverse nos appareils ou est généré par eux, emprunte à l'action particulière du fer titané comme il est préparé par nous, la qualité organique : il en sort parfaitement et complètement animalisé, donc parfaitement et complètement assimilable à la fonctionnalité intime, à la vie mécanique et chimique des cellules.

C'est là un point capital de notre découverte nouvelle en l'art de guérir, une des forces agissantes de notre *Vitalisme curatif*; mais ce n'est point tout. Quiconque s'est occupé d'électro-thérapie n'a pu éviter d'être frappé de l'effet, souvent désastreux, produit sur certains organismes par des courants quelquefois de bien faible tension, et presque insignifiants sous le rapport qualificatif. C'est que la distinction élémentaire, la différence déterminante, entre le courant organique et le courant inorganique, se trouve exactement ici. Le travail utile du courant organique dépend essentiellement de sa qualité et les meilleurs résultats s'obtiennent par une action pour ainsi dire infinitésimale, quantitativement; le travail utile du courant inorganique, au contraire, dépend absolument de sa quantité, de son intensité, et sa qualite, c'est-à-dire son mode ondulatoire, ses idiosyncrásies individuelles — insignifiantes d'ailleurs comme nous l'avons démontré — n'interviennent qu'imperceptiblement et cela très rarement. C'est pourquoi il était en tout premier lieu indispensable d'animaliser le courant inorganique, l'électricité statique générée par une machine Holtz, par exemple ; mais ce n'était point tout. Après avoir modifié complètement sa nature qualitative, c'est-à-dire son mode vibratoire ; après l'avoir rendu doux, souple, assimilable, il n'en demeurait pas moins dans son essence le même, c'est-à-dire absolu, régulier, partout et toujours de même tension. Il restait donc, pour l'appliquer utilement comme instrument du *Vitalisme Curatif*, à le modifier aussi quantitativement. Après lui avoir donné des qualités, il fallait pouvoir le diriger, le distribuer, lui imprimer la force radiante, et, aussi il fallait pouvoir le doser, selon l'organisme spécial du malade, selon le genre et siège de la maladie, selon son caractère aigu ou chronique, etc. En effet, à part la question de l'organe malade à influencer, sans déranger en aucune façon la vibration des organes sains, les cellules du tissu désorganisé peuvent être ou simplement paralysées, ou surexcitées ou, enfin, déjà nécrobiosées, et il est évident que, selon le cas, l'impulsion vibratoire donnée à ces cellules doit être ou stimulante, ou calmante, ou entièrement reconstituante. Tant qu'il s'agissait de guérir au moyen d'un appareil sur lequel l'opérateur a de influence au moment même de son application à la guérison des maladies, comme de nos fauteuils, par l'exemple, le cas quoique déjà compliqué, n'était pas déjà si difficile à vaincre. Autrement ardue, délicate et compliquée, était la solution du problème que nous nous étions posé, d'imprimer à certains de nos appareils, la ceinture, la brosse, les semelles, etc., et cela à l'état permanent, et indestructibles par l'usage ou le temps, la condition de plasticité nécessitée par l'emploi même pour lequel nous les avons construits. C'est cette condition de plasticité, en effet, qui constitue essentiellement leur faculté inestimable de pouvoir s'appliquer à tous les organismes et pour diverses espèces de maladies, soit de paralysie, de surexcitation ou de nécrobiose de cellules. En effet, grâce à la combinaison de la préparation spéciale que nous faisons subir au minerai ambiant, qui fonctionne comme réservoir-excitateur du courant électrique, de l'impulsion vibratoire, et de la manière spéciale dont nous possédons le secret, pour les charger, les vitaliser complètement, nos instruments sont, ainsi que peut le constater quiconque veut bien s'en servir, d'une sensibilité extrême, d'une impressionnabilité parfaite, qui, aussitôt qu'on les applique à un organisme, les met aussitôt au mode vibratoire, au diapason individuel de cet organismo, et en outre, selon l'impression subie, leur permet de réagir par une impulsion paralysante, là où il y a excitation, par une impulsion excitante là où il y a paralysie, et enfin, par une impulsion reconstituante, là où il y a nécrobiose des cellules.

Par la nature même des éléments microscopiques de l'organisation humaine et en suite de l'impulsion artificielle que nous arrivons à leur donner, impulsion qui est réglée, provoquée et déterminée, même, par leur condition vibratoire, c'est-à-dire saine ou malsaine, paralytique, inflammatoire ou destructive — nécrobiosante — du moment, nos appareils posèdent donc le pouvoir d'induire, mécaniquement et chimiquement, l'action alternative oscillatoire des cellules et aussitôt, par cela même, de pourvoir à leur nutrition organique, à leur vitalisation ; ce qui fait que, presque instantanément et surtout d'une manière permanente, le mal est vaincu dans les cas aigus, subjugué et arrêté dans les cas chroniques. Evidemment, là où le mal a désorganisé les tissus, a fait des ravages dans les organes, il faut le temps et la persévérance pour reconstituer une à une les cellules nécrobiosées et reconstruire cellule par cellule un tissu nouveau. Mais enfin, question capitale, le tout ne se réduit plus qu'à une question de temps, et, dans chaque cas spécial, là ou il n'y a pas lésion sérieuse d'un organe essentiel à la vie, nous pouvons garantir la guérison. Sans fausse humilité, nous croyons pouvoir dire que la médecine officielle n'en fait point autant.

Quelle est donc cette action mystérieuse, cette influence quasiment oculte qui, d'un coup de baguette, transforme nos appareils mécaniques pour ainsi dire en des organismes vivants et intelligent., impressionnables jusqu'au discernement?.... C'est une action mécanique tout simplement ; c'est une influence organique, seulement. Après de longues recherches, après de nombreux tâtonnements, après quelques déceptions, nous avons fini par découvrir comment Colomb plaçait son œuf debout sur la pointe. Nous nous sommes placé comme conducteur entre le générateur et le réservoir et, chose simple, le courant électrique, la décharge statique, traversant notre organisme, s'est laissé imprégner de notre vitalité, s'est laissé influencer, modifier, par notre vibration organique individuelle, et est sortie de nos tissus complètement animalisée, parfaitement organique. Evidemment, cela ne s'est pas fait d'un coup ; il a encore fallu des études, des essais, un long apprentissage enfin, avant d'avoir atteint le but désiré. Ensuite, nous avons découvert dans le cours de cette initiation à un *modus operandi* nouveau, que tous les organismes humains ne possèdent point au même degré la propriété de vitaliser des courants inorganiques. Beaucoup de personnes même ne la possèdent à aucun degré.

Notre organisme possède donc la faculté de servir de régulateur et de dispensateur, quantitativement selon notre volonté et qualitativement selon notre condition sanitaire, au courant électrique généré par une pile ou une machine quelconque.

C'est, en premier lieu, un fait acquis par l'expérience et qui trouve sa démonstration pratique dans les résultats nombreux que son application raisonnée a donnés. Les faits, répétons-le, ont une façon de parler irréfutable. Mais cela se démontre même théoriquement ; cela se prouve scientifiquement ; cela découle logiquement de tout ce qui précède. En effet, il ne nous reste qu'à résumer :

D'abord, nous appuyant de l'autorité des hommes les plus compétents, de la science la plus rationnelle et la plus philosophique, nous avons établi que l'organisme humain est une machine électrique, une pile vitale, une batterie compliquée, composée de millions et de milliards d'éléments microscopiques. Suivant les besoins de notre démonstration à faire, nous sommes même entré dans quelques détails élémentaires sur la physiologie et l'anatomie du corps humain.

Il en résulte que l'entretien et la nutrition de tout organisme se fait au moyen de substances organiques qui, dans le cours de l'acte vital, se désorganisent. Ainsi, en dernier ressort la nutrition de la cellule se fait au moyen de carbone qui s'oxyde, et au moyen d'un carbonate — de fer? — qui se désoxyde alternativement. Des éléments inorganiques sont donc à la base, président à l'impulsion initiale de la vitalité cellulaire, de l'électricité organique. Or, le *modus operandi* de cette génération de vitalité, elle-même, semble être, d'un côté, l'action d'une substance organique sur un minéral qui se vitalise, et puis, d'autre part, l'action d'un gaz inorganique, l'oxygène, sur le produit qui se désorganise. Influence vibratoire réciproque, action et réaction alternative des éléments constituants de la cellule, de l'organique sur l'inorganique, du minéral sur l'animalité. Le tout réglé, déterminé, par un mode vibratoire spécial, mais, quantitativement et dans son acte isolé, imperceptible.

Ce que fait l'élément microscopique, l'ensemble composé exclusivement de ces éléments le peut également. Le *modus operandi*, qui gît au seuil même de la vie organique, doit fonctionner également au sommet, au point central de toutes les potentialités convergentes de l'existence, dans l'acte manifeste de la volonté, de l'intelligence. Donc, lorsque nous faisons acte de volonté, d'intelligence ; lorsque nous tamisons mécaniquement un courant d'électricité statique et en atténuons la violence, la brutalité, par la division ;

lorsque nous l'assouplissons complètement par la radiation, nous faisons ainsi subir à sa nature une première modification qui le rapproche de la manière d'être essentielle du fluide vital; nous réduisons sa quantitativité à sa plus simple expression, et nous laissons ainsi à sa qualitativité la prédominance. Il est dès lors mécaniquement préparé à devenir organique. C'est dans cet état que nous le faisons passer par notre organisme, que nous l'imprégnons de notre vibration organique, et, modifiant ainsi ses polarités, sous l'impulsion de notre mode ondulatoire personnel, le préparons chimiquement à devenir organique. Ce qu'il est sous tous les rapports, dès lors, en sortant de notre corps.

D'ailleurs, nous le disons encore, car c'est là notre argument final, notre démonstration concluante, les faits, ont une façon de parler irréfutable. Laissons donc parler les faits.

LES FAITS

Voici d'abord, comme entrée en matière, quelques constats et quelques extraits de journaux pour établir l'action efficace de notre Ceinture contre le mal de mer :

L'Académie des sciences autorisa le compte rendu suivant sur la ceinture électro-magnétique, à la date du 23 octobre 1871 :

COMPTE RENDU

DE L'ACADÉMIE DES SCIENCES

Sur la ceinture électro-magnétique contre le mal de mer.

Présidence de M. Delaunay.

Séance du 23 octobre 1871.

« Le mal de mer est à coup sûr une des souffrances les plus pénibles qu'on puisse imaginer. Les bêtes elles-mêmes lui paient leur tribut et dans la traversée de la

Manche, on voit souvent des chiens affligés de cette incommodité souiller bien amplement les bottes vernies des voyageurs. — D'où vient le mal? Peut-on l'empêcher ? et par quel moyen ? La cause première de cet accident est une sorte d'étourdissement causé par le balancement du navire. Le résultat final est le vomissement. Comme intermédiaire, on admet une de ces actions nerveuses, dite réflexe, si commode pour expliquer beaucoup de choses inexplicables. Arrêtons-nous à ce qui est incontestable, le vomissement. Rappelons son mécanisme. Autrefois on admettait que l'agent principal du vomissement est l'estomac, qui se contracte et rejette par les voies supérieures ce qu'il contient. D'autres savants sont venus, qui ont attribué le vomissement à l'action combinée des parties musculaires du ventre et de ce plancher charnu qui sépare la poitrine du ventre et qu'on nomme le diaphragme. Ce sont les convulsions du diaphragme qui produisent le hoquet, ce qui explique comment on peut souvent arrêter le hoquet en comprimant sur les côtes la base de la poitrine. Pour démontrer que l'estomac était passif et non pas actif dans le vomissement, Magendie imagina une expérience, bien souvent répétée depuis : il prit le meilleur ami de l'homme, le chien, victime traditionnelle de ces sortes d'essais. Il enleva l'estomac, le remplaça par une vessie de cochon, remplie d'eau et, après avoir recousu la plaie du ventre, il injecta de l'émétique, dans les veines du chien et le vomissement eut lieu; la vessie de cochon se vida comme l'eût fait l'estomac. Or, on doit comprendre que si l'on trouvait un moyen de paralyser cette contraction spasmodique du diaphragme et des parois du ventre, par cela même, on paralyserait le vomissement. C'est ce qui explique l'efficacité de certains moyens proposés contre le mal de mer et qui, étranges au premier abord, sont en somme très rationnels et très logiques. Tel est, aujourd'hui, le moyen proposé à l'Académie des Sciences par M. Bazoult, collaborateur de l'inventeur M. Edard. C'est une ceinture contenant de l'oxyde de fer magnétique. On l'applique médiocrement serrée sur les reins et sur le ventre et l'on peut affronter sans crainte le roulis et le tangage. Plusieurs personnes en ont éprouvé de bons effets et M. Boillot ajoute le témoignage de son expérience personnelle à ceux que fait valoir l'auteur de cette ceinture électro-magnétique. »

Le compte rendu de cette séance a été reproduit dans les journaux le *Constitutionnel*, le grand *Moniteur*, le *Petit Moniteur*.

PREMIER RAPPORT DU CAPITAINE PASSAVENT, *du steamer* l'Emma, *sur les effets de la ceinture contre le mal de mer.*

Le Havre, 24 août 1871.

« Monsieur,

« Selon votre désir, je vous remets la constatation du résultat du premier voyage que vous avez fait, hier, sur mon steamer, ayant pour but d'essayer la valeur de vos ceintures, comme préservatif du mal de mer.

« Parti du port du Havre à 4 h. 30 minutes du soir, avec treize personnes, nous avons louvoyé pendant quatre heures, cherchant les endroits les plus mauvais pour le tangage et le roulis, et, par conséquent pour les passagers susceptibles du mal de mer. J'ai pu constater que, sur les 13 personnes, une seule a été médiocrement indisposée, et que les 12 autres sont rentrées au port de débarquement aussi bien portantes et aussi gaies qu'au départ. Je ferai constater, en outre, que mon navire est très favorable au mal de mer, étant petit, relativement à la force de la machine.

« *Signé* : PASSAVENT, capitaine. »

DEUXIÈME RAPPORT DU CAPITAINE PASSAVENT.

Le Havre, 26 août 1871.

« Monsieur,

« Je vous envoie la constatation du second voyage en mer. Vos ceintures ont fait merveille. Je suis sorti du port à 9 h. 30 minutes du matin, la mer était très houleuse, bonne brise du Nord-Ouest, aucune des douze personnes que vous m'avez envoyées n'ont été malades ; il y en a eu même qui ont mangé. La mer était si grosse que j'ai été dans la nécessité de mettre une corde pour qu'elles puissent tenir sur le pont. — Je suis entré au port à 11 heures 30 minutes du matin ; les deux heures que j'ai passées à la mer ont été bien employées. J'ai fait prendre au bateau les positions les plus mauvaises, les vagues soulevaient le bateau à plus de cinq mètres de hauteur et le pont était couvert par la mer.

« Ainsi, monsieur, vous devez être satisfait de ces deux expériences.

« *Signé* : PASSAVENT, capitaine. »

TROISIÈME RAPPORT DE M. ROBINOT, *commandant du paquebot français* Notre-Dame de Fourvières.

« Je soussigné, Robinot, commandant le paquebot *Notre-Dame de Fourvières*, certifie qu'étant parti du Havre pour Cherbourg le 21 septembre à 1 heure 1/2 du soir par bonne brise des vents de 16 L., bonne mer de 11 L., j'ai pu constater que sur les 18 personnes que M. Bazault avait embarquées, munies de ceintures préservatrices contre le mal de mer et qui, préalablement, avaient été essayées sans ceintures et reconnues comme étant toutes très malades, une seule, qui était enceinte, a été malade; quatre militaires, après avoir mangé et surtout bu outre mesure, ont été un peu indisposés; les treize autres, qui avaient également mangé à bord, n'ont éprouvé aucun mal. Le 22 courant, je suis reparti de Cherbourg pour le Havre à 11 heures du matin, les vents de N.-O., la mer grosse, plus forte que les jours précédents; les 17 personnes munies de ceintures, — celle qui était enceinte n'ayant pu la supporter, — ont fait la traversée, et sont débarquées au port du Havre, le soir à 6 heures 1/2, sans avoir éprouvé le plus léger malaise.

« Je dois dire aussi que plusieurs passagers ont été très malades.

« *Signé* : ROBINOT. »

Commandant le paquebot *Notre-Dame de Fourvières*.

Le Havre, 28 septembre 1871.

1° M. Passavent, capitaine du steamer *Avant-Port*, Havre :

« Le 6 mai, j'ai embarqué vingt-quatre personnes à mon bord pour expérimenter les ceintures électro-magnétiques de M. Edard contre le mal de mer.

« *Épreuve.* — Partis du port à 2 h. 30 du soir, nous nous sommes dirigés vers la pleine mer en passant près de la Hève, louvoyant et faisant prendre au bateau les positions les plus propres à provoquer le mal de mer chez les personnes qui y sont sujettes, même à un faible degré. Après une heure de navigation, douze étaient malades du mal de mer, et, parmi elles, cinq à un degré très fort ; une, même, a perdu connaissance pendant une demi-heure environ, avant qu'on lui appliquât la ceinture. Son effet a été immédiat ; après quelques instants de repos, les symptômes avaient disparu, elle n'a plus été malade. Une autre personne a éprouvé les mêmes effets instantanés. Pour les trois autres personnes ceinturées, le mal a été plus rebelle et ce n'est qu'après une demi-heure environ qu'elles se sont trouvées bien.

« *Contre-épreuve.* — J'ai, de nouveau, embarqué les douze personnes qui avaient été malades dans la première expérience ainsi que deux nouvelles personnes qui n'y avaient pas pris part. Ces douze sujets reconnus précédemment très malades ont été ceinturés avant le départ et n'ont éprouvé, pendant quatre heures de pleine mer, toujours en faisant prendre au bateau les plus mauvaises positions, la plus légère indisposition. Les deux nouvelles personnes, qui n'avaient pas de ceintures, ont été malades. A la demande de plusieurs des passagers du bord, M. Edard leur a fait mettre des ceintures ; les vomissements ont cessé immédiatement, elles sont rentrées au port sans autre malaise. En foi de quoi, je délivre le présent certificat pour servir ce que de droit.

Le Havre, 8 mai 1877.

Signé : PASSAVENT.
Capitaine du steamer *Avant-Port*.

« Vu pour la légalisation de la signature du capitaine Passavent.

Le Havre, 12 mai 1877.

Le commissaire de l'inscription maritime,
« Signé : ENVRAY. »

2° « Je soussigné, capitaine du vapeur *Avant-Port*, déclare que la contre-épreuve de l'expérience du 6 courant, pour les ceintures électro-magnétiques de M. Édard, faite aujourd'hui à bord dudit navire, a pleinement réussi.

« J'ai, à nouveau, embarqué les douze personnes qui avaient été malades dans la première expérience, ainsi que deux nouvelles personnes qui n'y avaient pas pris part.

« Les douze sujets reconnus précédemment très malades ont été ceinturés avant le départ et n'ont pas éprouvé, pendant quatre heures de pleine mer et toujours en faisant prendre au bateau les plus mauvaises positions, la plus légère indisposition. Les deux nouvelles personnes, qui n'avaient pas de ceintures, ont été malades.

« A la demande de plusieurs personnes qui étaient à bord, M. Edard leur a fait mettre des ceintures, les vomissements ont cessé immédiatement, elles sont rentrées au port sans autre malaise.

« En foi de quoi, je délivre le présent certificat pour servir ce que de droit.

« *Signé* : PASSAVENT, »
capitaine du steamer *Avant-Port*,
du port du Havre.

Le Havre, 8 mai 1877.

Vu pour la légalisation de la signature du capitaine Passavent.

Le Havre, 12 mai 1877.

Le commissaire de l'inscription maritime,
Signé : ENVRAY.

« A titre d'ingénieur de l'administration de l'entreprise Jeanne Deslandes, d'armateur du vapeur *Avant-Port*, et comme ayant assisté aux expériences citées plus haut, je certifie que le capitaine Passavent dit l'exacte vérité.

« En foi de quoi je signe le présent pour servir ce que de droit.

« *Signé* : A. Chéron. »

Le Havre, 11 mai 1877.

Vu par nous, maire de la ville du Havre, pour la légalisation de la signature de M. A. Chéron, apposée ci-dessus.

En l'Hôtel de Ville du Havre, le 12 mai 1877.

Signé : Molard, maire.

3° « Nous soussignés, déclarons avoir assisté, le 8 mai 1877, à bord du steamer *Avant-Port*, aux expérience de la ceinture électro-magnétique Édard, contre le mal de mer, et reconnaissons que l'application qui en a été faite sur des personnes malades leur a procuré instantanément un soulagement complet, et qu'elles n'ont plus ressenti la moindre indisposition. Nous déclarons, en outre, que douze personnes qui s'étaient appliqué les ceintures et qui, de leur aveu, ainsi que des rapports du capitaine et des autres personnes présentes, avaient été très malades dans une expérience précédente (sans ceinture) n'ont cette fois éprouvé aucune atteinte du mal ; d'où nous concluons à l'efficacité de la ceinture contre le mal de mer.

« En foi de quoi nous donnons à M. Édard la présente attestation pour lui servir au besoin.

Fait au Havre, le 10 mai 1877.

Emile PRAT, rédacteur au *Journal du Hâvre.*
ROBERT LE MINHY DE LA VILLEHERVÉ rédacteur au *Courrier du Havre.*
FENOUX, rédacteur au journal *le Havre.*
E. OZANNE, 75, quai d'Orléans.

(*Au dos.*)

Vu par nous, maire de la ville du Havre, pour la légalisation des signatures de MM. Emile Prat, Robert Le Minhy de la Villehervé, E. Ozanne, Fenoux, apposées d'autre part.

En l'Hôtel de Ville du Havre, le 11 mai 1877.

Signé : MOLLARD, maire.

---

7 et 8, Cripplegate Bdgs.

London, may 9 th. 1877.
Dear sir,

It has been my intention for some time past to have written to you respecting the beneficial result attending your belt, which you were kind enough to lend me. On going on board at Calais Harbour, I put it on, as I invariably suffer very much from sea sickness, but in this instance, I was only ill once and that only for a few minutes, although I may say it was the roughest passage I have experienced in my many journeys during the last thirty years.

Yours, dear sir,
Very Truly,
M. De Costa Andrade.

I am very glad to be able to say, I arrived quite safely after a very pleasant voyage, put on the belt at 9.30. P. M. turned into my berth, did not wake till 4.30; the first voyage longer than round the Isle of Whight, in which I have not been miserably ill.

Basingstoke, May 12 th. 1877.

Signé : Percy Lodwige.

Le Havre, September, 16 th. 1877.

This is to certify that I have had on board the Steamer *Wolf* trading between this port and Southampon, several of M. Edard's Electro-Magnetic belts, for the prevention of sea-sickness, and that I have seen applied by passengers on several occasions, and their testimony is, that the belt entirely removed and likewise prevented any disposition to be sick.

G.-H. Lewis
Commander.

I hereby certify that the signature G.-H. Lewis is

that of the Master of the Steamer *Wolf*, of Southampton.

Given under my hand and seal this 19 th. day of October 1877.

Frederick BERNAL,
H. m. Consul.

Je soussigné, Eugène Adolf, de New-York, déclare qu'ayant embarqué à bord du *St-Laurent*, au port du Havre, pour New-York, ma femme faisant la traversée avec moi et se trouvant au nombre des plus éprouvées du mal de mer, par des éblouissements et des vomissements, il lui a été appliqué une ceinture de M. Edard contre le mal de mer; que les vomissements ont cessé et qu'elle n'a plus été indisposée pendant le restant de la traversée. Aussi je conclus à l'efficacité de cette ceinture contre le mal de mer.

Fait de bonne foi, à bord du *St-Laurent*, le 27 Septembre 1877.

Signé : ADOLF.

Je soussigné, déclare qu'en venant d'Oran (Afrique) j'ai été un des plus éprouvés du mal de mer dans la traversée d'Oran à Marseille.

Parti du port du Havre pour New-York, à bord du *St-Laurent*, de la Compagnie transatlantique, le 16 Septembre 1877, je me suis trouvé atteint du mal de mer. M. Edard m'a appliqué une de ses ceintures contre le mal de mer, aussitôt le mal a disparu et je n'ai plus rien senti jusqu'à New-York. En conséquence je déclare que cette ceinture m'a préservé du mal de mer et je conclus à son efficacité.

A bord du *Saint-Laurent*, New-York, 27 septembre 1877.

Signé : E. AUBERT.

Je, Eugène Bresson, architecte à New-York, venant du Havre (France) déclare avoir employé une ceinture électro-magnétique de l'inventeur M. G. Edard.

Pendant les deux premiers jours de la traversée, j'ai été très malade et j'ai eu de douloureux vomissements. Aussitôt après avoir appliqué ladite ceinture, les vomissements ont été arrêtés, et je n'ai plus ressenti le plus petit malaise pendant le reste de la traversée.

Fait à bord du *Saint-Laurent*, le 27 sept. 1877.

Signé : E. BRESSON, architecte.

I, the undersigned, do hereby declare that some passengers on board the *Saint-Laurent* having tested the electro magnetic belt they derived great benefit of it. I did not use the said belt but I can say that every one who proved it found it very useful against sea sickness.

On bord the *Saint-Laurent*, 27 th. sept. 1877.

Signé : C.-E. Bolchin,
Italy.

Jo sottoscritto, Ignazio Mercante, négoziante di Palermo (Italia) dichiaro, essermi imbarcato il giorno 16 settembre 1876 nel porto dell'Havre sul vapore della Compania transatlantica il *Saint-Laurent* diretto per New-York U. S. A. e che durante i primi giorni della traversata fui continuamente travagliato dal male di mare con vomiti e giramenti tali da obligarmi al letto.

Provata la cintura « électro-magnétique Edard » contro il male di mare fui appena applicata sollevato da tutte la sofferenze e durande tutta la traversata non ebbi piu a sentire indisposizione alcuna.

Nell interesse dei passageri che soffrono il male di mare e per rendere omaggio alla verita, concludo per l'efficacita di dètta cintra del sig. Edard.

Fatto in buona fede a bordo del vapore *Saint-Laurent*, il 27 settembre 1877.

Signé : Ignazio Mercante.

Comme témoin, étant dans la même cabine que M. Mercante, j'affirme que l'attestation ci-dessus est l'exacte vérité.

Signé : Edouard Zoller.

A bordo del vapore *Saint-Laurent*:

Settembro 26, 1877.

La cintura electro magnetica Edard da me portata al stomaco mediante la traversata del mare da Havre a New-York m'e stata di grande sollievo per il male di mare, che soffro fortemente ad ogni traversata di mare, e la considero di grande conforto per chi no soffre lo stesto.

Signé : Felice BARDI.

J'affirme, et je suis heureux de donner ce bon témoignage, que pendant mon voyage du Havre à New-York, en me servant de la ceinture électro-magnétique Edard, j'ai été entièrement guéri du mal de mer.

D'après cela, j'engage chaque personne qui ne voudrait être atteint de ce mal désagréable, de se munir de cette ceinture.

Fait à bord du *Saint-Laurent*, 27 octobre 1877.

E. ROTZLER.

On board the S. S. *Saint-Laurent*:

Cherbourg, October 15 th. 1877.

I would most respectfully recommend to the american travelling public the «French Edard electro magnetic belts."

Having been taken sea-sick the 1st and 2d day of our journey from New-York, I applied one of those Belts and found instant relief and endured the trip most heartily through very severe storms.

Yours : M. Blum.

Grand-Hôtel, boulevard des Italiens.

Nous soussignés, embarqués à bord du *Saint-Laurent*, au port de New-York, le 3 Octobre 1877, faisant la traversée pour le Havre, déclarons en toute sincérité avoir vu appliquer les ceintures électro-magnétiques de M. Edard, contre le mal de mer, sur divers passagers les plus éprouvés par le mal.

L'application leur en a été faite deux jours après le départ de New-York et à la suite de vomissements. Nous avons constaté qu'aussitôt qu'ils ont été ceinturés les vomissements ont cessé, et ces malades n'ont plus ressenti le mal de mer, ni aucun malaise pendant le restant de la traversée.

En outre, nous avons constaté que tous les autres passagers, non munis de la ceinture, ont été malades pendant la traversée.

Nous signalons comme étant les plus sensibles au mal de mer :

Mme Auzelle, mère ;
MM. Gabriel Auzelle ;
J.-B. Auzelle,

venant de la Nouvelle-Ecosse (Canada), qui tous les trois ont été malades en partant de New-York. Deux jours après le départ, le 5 octobre, M. Edard leur a appliqué sa ceinture et aussitôt leur indisposition a cessé, quand tous les autres passagers non munis de ceintures étaient malades à ne pouvoir quitter leurs cabines.

Pour rendre hommage à la vérité et dans l'intérêt de tous les passagers sujets au mal de mer, nous désirons que cette ceinture soit universellement connue, et nous délivrons la présente attestation à M. Edard.

En rade de Cherbourg, le 16 Octobre 1877.

Signé : Edouard JACQUES ;
J.-B. AUZELLE ;
Gabriel AUZELLE ;
ROBIN ;
KAUFMANN PINARD ;
Jean CHANÓT.

Chacune des attestations ci-dessus est accompagnée du visa du commissaire à bord du *Saint-Laurent*, signature illisible, du visa du capitaine Lachenez-Heude, du visa du commissaire de l'inscription maritime au Havre, M. Envray.

Des expériences, plusieurs fois répétées, de la ceinture électro-magnétique Edard contre le mal de mer, établissent que des personnes, malades d'ordinaire, ont été préservées étant munies de la ceinture; que des personnes atteintes du mal ont été rétablies presque instantanément par l'application de la ceinture.

(*La Patrie*, Paris, 11 Sept. 1877.)

Nos lecteurs ont pu voir, d'après le rapport de M. Lachoney Heude, capitaine du *Saint-Laurent*, — rapport que nous avons publié hier sous notre partie maritime, — la série d'ouragans contre laquelle ce steamer a eu à lutter pendant son voyage de New-York au Havre. Eh bien ! malgré le temps épouvantable qui n'a cessé de régner pendant toute la traversée, les passagers munis de la ceinture Edard n'ont pas éprouvé le moindre malaise, tandis qu'autour d'eux, tous ceux qui n'en avaient pas souffraient considérablement du mal de mer.

Les certificats qui attestent ces faits sont, à l'heure qu'il est, entre les mains de l'Inventeur ; ils sont tous contresignés par le commissaire du bord, par le capitaine et certifiés par le commissaire de l'inscription maritime du Havre.

Nous sommes heureux de constater ces résultats, qui peuvent être considérés maintenant comme définitifs, et nous en félicitons sincèrement M. Edard.

(*Journal du Havre*, 11 octobre 1877.)

Ceci n'est pas une réclame.

C'est un tribut de reconnaissance que je paie au nom de plusieurs malades et que paieront à leur tour tous ceux (ils sont nombreux) qui jusqu'à présent souffraient de cet horrible mal que l'on nomme le mal de mer.

Eh bien! le *Télégraphe* est heureux de signaler, non pas peut-être le remède absolu, mais le préservatif le plus parfait qui ait été trouvé jusqu'à nos jours contre le mal de mer.

Ce n'est que par des ceintures plus ou moins compressives que l'on a jusqu'à présent réussi à lutter un peu.

Le professeur Edard (un inventeur que je ne connais nullement, je me hâte de le dire en le remerciant) s'est servi de cette idée et a inventé *la Ceinture électro-magnétique contre le mal de mer.*

(*Le Télégraphe*, 19 novembre 1877.)

Les expériences les plus concluantes ont été faites publiquement au Havre, le 14 décembre 1884, en présence des notabilités de la science, des lettres, des arts, du commerce international et de l'industrie, parmi lesquels nous citerons :

MM. Hagenow, vice-président de la Société des Sauveteurs de la ville et de l'arrondissement du Havre.
Sauclières, président de la Société d'Hygiène du Havre.
Leroy, chef de comptabilité à la mairie du Havre.
Brunschvig, docteur en médecine au Havre.
Lorentz, » » »
Belford-Lefrand, capitaine au long-cours.
Chodzko, » »
Lescot, » »
Barbe, » »
Légé-Bersœur, rédacteur au *Journal du Havre*.
Beaugrand, rédacteur de la *Science pour Tous*.
Perrier, banquier au Havre.
Lefèvre, propriétaire au Havre.
Lombard, employé au Havre.
Redelinger, » »
Pain, employé à la Compagnie Générale Transatlantique.
Labasque, employé à la Compagnie Générale Transatlantique.

Mmes Labasque.
Laire.
L. Dumouchel.
Désiré Lainé.
Chodzko.

dont les témoignages écrits en notre possession nous dispensent d'insister sur la valeur de la précieuse ceinture contre le mal de mer.

Hier, a eu lieu, ainsi que nous l'avions annoncé, une nouvelle expérience de la ceinture E.-M. Edard, contre le mal de mer.

A une heure et demie, le *François Ier* part du sas éclusé du bassin de la Citadelle, et file droit dans le nord, avec une forte brise du sud-sud-ouest.

A bord, avaient pris place une quarantaine de personnes, parmi lesquelles nous citerons : MM. les docteurs Brunswick et Lorentz; MM. Sauclières, chef du bureau municipal d'hygiène; Leroy, chef de la comptabilité; Hagenow, vice-président de la Société des sauveteurs; divers capitaines au long-cours, entre autres, MM. Chodzko, Lescot, Barbe et Belford-Lefrand; le correspondant de la *Science pour tous* : enfin plusieurs dames appartenant à la meilleure société du Havre.

On dépasse rapidement les bouées des Hauts de la Rade, et l'on gagne le large, où la mer commence à bercer, un peu plus que de raison, le *François Ier*, qui fait bonne contenance... bien différent, en cela, d'une partie de ses passagers.

Du reste, plein de complaisance, le capitaine, sachant que la consigne est d'avoir le mal de mer, fait stopper la machine et met son navire en travers à la lame.

Nous renonçons, — et pour cause, — à décrire ce qui se passe !...

L'expérience commence alors. Parmi les personnes présentes à bord, quatre dames toutes très sujettes au mal de mer, avaient pris part à la première expérience, qui a eu lieu, comme nous l'avons dit vendredi dernier.

Vendredi, toutes quatre avaient été fort malades, jusqu'au moment où la ceinture leur avait été appliquée.

Hier, elles avaient pris soin de la ceindre avant de s'embarquer, et aucune d'elles ne s'est trouvée indisposée.

On sait pourtant combien le mal de mer est contagieux. Or, ces dames regardaient sans s'émouvoir, — *impavidum ferient ruinæ*, — la débâcle des estomacs de leurs malheureux compagnons de voyage.

Première observation forte importante à noter.

Le *François Ier* n'en continue pas moins sa danse désordonnée. Nous voici à l'ouvert du cap d'Antifer, nous distinguons Etretat, et le nombre des malades, — parmi lesquels celui qui écrit ces lignes, — augmente toujours.

Dix personnes ont été atteintes depuis la sortie du port; dix ceintures sont appliquées, et nous pouvons constater, par nous-même, qu'un mieux sensible se fait ressentir, quelques minutes après l'application.

Sur dix passagers atteints, deux sont couchés dans les cabines et dorment profondément; — ce qui est précieux dans de telles circonstances; — les huit autres reprennent leur aplomb, se mêlent, de nouveau, aux hommes fiers, qui ne sont jamais indisposés, et l'un des malades déclare même qu'il se sent mieux qu'avant de partir.

Mais le *François Ier* vire de bord, et, recevant la mer par le travers, court droit sur Trouville. Personne n'est plus malade; alors, une jeune fille, qui avait assisté à la première expérience, s'offre en sacrifice à la curiosité générale : elle consent à passer dans la cabine, où elle retire sa bienheureuse ceinture. L'effet n'est pas long à se produire : immédiatement, la tête lui tourne; les nausées lui reviennent, et...

Aux petits poissons, elle donne la pâture.

Invités à suivre cet exemple si frappant, les malades munis de l'appareil s'y refusent avec un ensemble touchant.

La démonstration nous semble donc faite.

Ajoutons que la ceinture de M. Édard, que nous avons expérimentée, est en soie rouge, d'une hauteur de douze centimètres environ. Elle contient du minerai de fer titané magnétique en poudre, qui a subi une préparation spéciale qui reste le secret de l'inventeur, ce qui la fait paraître lourde à la main ; mais, le corps s'y habitue rapidement et se sent, au contraire, solidement maintenu par elle.

En résumé, la découverte de M. Édard nous semble appelée à rendre de très grands services, et c'est, à ce titre, que nous la signalons à l'attention générale.

(*Journal du Havre.*)

Voici maintenant, pour tous nos appareils en général et pour les résultats obtenus au moyen de notre cabinet en particulier, les déclarations, certificats, etc., comme suit :

MARINE ET COLONIES. — SERVICE DES BOIS.

Bassin de la Seine.

13, rue de l'Université.

Paris, 19 juin 1874.

« Je soussigné, ingénieur de la marine, ai eu plusieurs fois l'occasion d'usager la ceinture métallique de M. Edard, contre le mal de mer. J'ai fait une traversée de Marseille à Ajaccio, une de Bastia à Livourne, et deux de Calais à Douvres. Sans pouvoir dire que cette ceinture m'ait préservé, je crois pouvoir assurer qu'elle a beaucoup diminué le malaise que je ressens habituellement. Dans les nombreuses traversées que j'ai faites, j'ai été au nombre des passagers les plus éprouvés, tandis que dans les deux dernières, faites en avril, de Calais à Douvres, par une mer très rude, j'ai été peu malade; un grand nombre de passagers autour de moi ont beaucoup souffert. Je suis très-porté à attribuer à la ceinture de M. Edard la grande amélioration dans la manière dont j'ai pu supporter ces deux traversées.

« L'ingénieur de la marine,

« LISBONNE. »

De son côté, M. le docteur Huguet (de Var), de la Faculté de médecine de Paris, nous adressait la déclaration suivante :

« Je soussigné, docteur médecin de la Faculté de Paris, ancien interne des hôpitaux.

« Certifie avoir assisté à une séance, dans laquelle M. Edard a donné, sur ses plaques dites électro-magnétiques et sur leur mode d'emploi, des explications qui m'ont parues rationelles.

« Je crois que ces plaques sont tout à fait inoffensives et peuvent, dans bon nombre de cas, être d'une certaine utilité à la thérapeutique.

« M. Édard, que j'ai revu plusieurs fois depuis, m'a produit l'effet d'un homme convaincu et de bonne foi ; je ne sais rien sur son compte qui puisse détruire la bonne opinion que j'ai de son honorabilité.

« En foi de quoi je lui ai délivré le présent certificat, pour servir et valoir ce que de droit.

Paris, le 24 juin 1875.

Dr Huguet.

84, rue Basse-du-Rempart, (boulevard de la Madeleine).

Vu pour certification matérielle de la signature du Dr Huguet, apposée ci-dessus.

Paris, le 24 juin 1875.

Le commissaire de police,

E. Taylor.

(Place du cachet.)

Après ces honorables médecins, nous devons donner la parole aux docteurs qui se sont servis de nos appareils. Leurs attestations résultent de l'expérience, et toujours l'expérience fut le procédé infaillible, pour juger de la réalité ou de la fausseté d'un principe et de ses applications.

En 1878, nous avons reçu les pièces suivantes; l'une du docteur Fornez, de Toulon, l'autre du docteur Peladan, de Nîmes :

CERTIFICAT DE M. LE DOCTEUR FORNEZ

« Le soussigné, docteur en médecine, déclare avoir eu l'occasion d'expérimenter deux appareils magnétiques de M. Édard, savoir : une brosse de liège, dite *frictionneur*, et des semelles.

« Le frictionneur se compose d'une plaque de liège de 20 centimètres de longueur sur 9 centimètres de largeur et environ 3 centimètres d'épaisseur, plaque renfermant dans son épaisseur, de manière à être dissimulés, 4 tubes en cuivre contenant chacun un faisceau de 9 lames d'acier aimantées et une poudre de minerai (oxyde de fer magnétique). Cet appareil est donc un aimant armé.

« Appliqué directement sur la plante des pieds, cet aimant provoque un afflux du sang vers les extrémités inférieures, mouvement congestif qui s'accompagne souvent d'une transpiration partielle et quelquefois même généralisée.

« Dans quatre cas de menstruation retardée, j'ai eu recours à cet appareil, deux fois avec succès. La malade elle-même, ou une aide, pratique des frictions sur l'abdomen et le long des membres inférieurs à plusieurs reprises différentes, après quoi la plaque est placée et maintenue sous la plante des pieds. L'action mécanique de la friction ajoute-t-elle quelque chose à l'action congestive de l'aimant? C'est très probable; mais nous devons ajouter que l'action congestive peut être obtenue sans la friction. L'action de cet aimant a été si énergique dans un cas, qu'elle nous mène à déclarer ici, qu'il ne serait pas sans inconvénient de laisser cet appareil entre les mains de tout le monde.

« Les semelles sont des plaques de liège renfermant dans leur épaisseur la même poudre d'oxyde de fer magnétique. Ces petits appareils placés dans les souliers ou des sandales ont pour effet de rappeler la chaleur vers les pieds quand ceux-ci se refroidissent. Le soussigné a pu constater sur lui-même que les semelles avec minerai magnétique réussissent là où les semelles de liège ordinaire ont échoué.

« Le frictionneur de M. Édard influence l'aiguille aimantée comme les aimants ordinaires; les semelles sont sans action manifeste sur cette aiguille, ce qui tient sans doute à la petite quantité de minerai qu'elles contiennent.

« En résumé, le soussigné considère ces deux appareils magnétiques de M. Édard comme des dérivatifs d'un usage facile et commode; il estime qu'une expérimentation dans les services hospitaliers ne tarderait pas à en faire apprécier toute la valeur pratique.

« Fait à Paris, le 25 juillet.

« Dr Fornez, *médecin à bord du* Saint-Laurent. *de la Cie transatlantique.* »

CERTIFICAT DE M. LE DOCTEUR PELADAN, DE NIMES

« Cher Monsieur,

« J'ai reçu votre envoi et vous renouvelle mes remerciements pour vos semelles et surtout pour votre frictionneur, dont j'ai vérifié sur moi-même et sur d'autres les admirables effets.

« Je ne me couche jamais sans l'avoir aux pieds, et il me réchauffe tellement que j'enlève, chaque soir, l'édredon de dessus mon lit, avant de me coucher.

« Appliqué sur le bas-ventre, je l'ai vu ramener les règles en quelques minutes. Bref, je confirme tout ce que vous avez dit et tout ce que d'autres médecins ont dit de vos appareils et je désire les répandre dans un but *humanitaire*.

Agréez, etc.

« Dr Peladan,
« 10, rue de la Vierge, à Nimes. »

M. le Dr Fornez nous écrit encore à la date du 23 février 1879:

« Mon cher Monsieur Edard,

« Je reçois à l'instant votre lettre du 21 janvier, je vous expédie ci-incluse une attestation au sujet de votre frictionneur et de vos semelles en émettant le vœu qu'ils soient expérimentés par les médecins dans les hôpitaux.

« J'estime que le frictionneur et les semelles constituent d'excellents appareils pour pratiquer une déviation vers les extrémités; les médecins ont fréquemment besoin de satisfaire à cette indication et j'espère qu'ils apprécieront comme je le fais, après expérimentation préalable sur eux-mêmes, la valeur pratique de ces appareils dérivatifs.

« Je n'ai pas eu l'occasion d'expérimenter l'action des aimants que je vous ai demandés et qui sont encore dans le même état où vous me les avez livrés. Vous vous souvenez, sans doute, que je m'occupe de l'idée de produire sur les mains une action congestive comme celle que produisent sur les pieds votre frictionneur et vos semelles. J'ai construit un gant qui n'est à vrai dire qu'un véritable sac. Dans l'épaisseur des parois de ce sac, j'ai mis de la poudre de minerai magnétique dans des rainures séparées les unes des autres par des piqures sur lesquelles j'ai mis un peu de colle pour éviter la déperdition du minerai en poudre. Je ne suis pas satisfait de mon essai, etc. »

Naturellement; nous ne pouvions pas initier M. le

Dr Fornez à notre secret d'inventeur concernant la manipulation préparatoire que nous faisons subir à notre poudre de fer titané. Bien d'autres ont essayé, croyant qu'il s'agissait simplement de remplir des gaînes avec ce minerai, et que tout le reste viendrait tout seul. — Ils en ont été pour leurs frais et leurs déceptions, et nous gardons notre secret qui constitue la garantie du public et de nos clients en même temps que l'inviolabilité de notre propriété d'inventeur.

Une preuve encore de la foi et de la confiance des médecins en l'efficacité de l'action de nos appareils, résulte des lettres suivantes :

« Je regrette de ne pas avoir eu le plaisir de vous trouver ; je désirais causer avec vous sur quelques applications médicales de vos appareils magnétiques. Je pars ce soir pour le Havre, par le train de 6 heures, s'il vous est possible de venir, nous aurons le temps de causer en dînant.

« *Signé* : Dr Fornez. »

« Vous avez bien voulu accepter d'aller, sur ma demande, pratiquer quelques séances de massage chez... Mon amitié pour cette malade me détermine à vous demander de pousser la complaisance jusqu'à aller vous-même chez elle après votre souper. Vous seriez naturellement juge d'apprécier si ce supplément de massage doit être plus ou moins souvent renouvelé; si vous estimiez par exemple que deux massages par semaine sont suffisants cela réduirait d'autant vos déplacements, etc.

« *Signé* : Dr FORNEZ. »

Lyon, 18 août 1879.

« Mon cher monsieur Edard,

« J'aurais répondu de suite à votre première lettre et à votre gracieux envoi d'un filtre électro-magnétique ainsi qu'à votre deuxième lettre où vous voulez bien exposer votre manière de voir en science, si je n'avais été malade. (Je sors même de mon lit pour vous remercier à tous égards de votre procédé). Merci donc de votre filtre qui nous servira surtout à la campagne, où notre eau demande à être améliorée; mais merci surtout de votre exposé magistral. Vous avez compris qu'il me le fallait pour vous comprendre. Mais, ce n'est là que le seuil de la porte. Le reste est l'œuvre de l'avenir et spécialement des entretiens, s'il nous est donné d'en avoir d'autres, comme je l'espère. Ma femme va de même, quant à l'oreille, après avoir eu quelque mieux. Mais le poids si incommode dans le petit bassin a beaucoup diminué. C'est un grand pas. Elle me charge de vous en exprimer ses remerciements, avec ses salutations empressées. De nos autres malades, ma sœur est de même et assez découragée.

Mais le monsieur à la maladie de cœur va mieux localement et généralement. Est-ce la suite du bien-être déjà manifestement produit par l'électricité ou est-ce le magnétisme de la brosse ? L'important c'est qu'il guérisse et je vais tâcher de démêler lequel de ces agents doit avoir la primauté. Le docteur S... m'a paru également amélioré ; je ne l'ai vu qu'une fois.

« Excusez, mon cher monsieur Edard, mon laconisme et veuillez agréer la nouvelle expression de mes meilleurs sentiments.

« *Signé* : Le docteur FRESTIER. »

Lyon, 20 octobre 1880.

« Cher monsieur Edard,

« J'ai la bonne fortune aujourd'hui de venir vous entretenir quelques instants que je suis enhardi à vous prendre, m'annonçant doublé d'une bien intéressante malade, ainsi que vous pourrez en juger. J'espérais que cette dame vous trouverait l'hiver dernier à Nice où elle va encore se rendre avec sa famille pour passer les mauvais jours. J'aime à croire que la privation de traitement durant cette période lui sera moins défavorable que l'an passé.

« Vous trouverez dans ce pli l'historique de la maladie fait par la malade même ; je tiens à ajouter que la nutrition est des plus capricieuses et parfois assez enrayée pour constituer un état sérieux. Des gaz clos aggravent, le plus souvent, la gastralgie par la constriction. Une ancienne métrite a laissé le col à peine mobile avec sensation de pesanteur dans le petit bassin et les lombes; parfois une leucorrhée affaiblissante sans trouble notable menstruel.

« Le tempérament est nerveux, lymphatique, la constitution sèche, et le type de Mercure et Vénus.

« Veuillez, je vous prie, après lecture attentive de la description ci-jointe des symptômes, me répondre dans le plus bref délai qu'il vous sera possible, aux questions suivantes que réclame surtout la malade :

« Peut-on espérer une amélioration sensible à la longue?

« Y a-t-il danger à laisser plusieurs mois avec une aggravation sérieuse et un état moral au moins aussi mauvais et sans réaction possible aucune?

« Ce besoin du traitement est-il une preuve qu'il agit même plus que nous nous en doutons?

« La pensée de le laisser bouleverse la malade.

« Excusez, cher monsieur Edard, la longueur de ces épîtres et recevez tous mes remerciements avec la nouvelle assurance de mes meilleurs souvenirs.

« *Signé* : Dr L. Frestier. »

Nous n'avons pu résister au plaisir de publier les lettres que dessus, et nous en gardons par devers nous des douzaines de pareilles, pour démontrer que non seulement les malades, mais même les médecins dont nous avons traité les patients, viennent nous consulter et s'adressent à nous lorsqu'ils sont à bout d'expédients.

Nous faisons suivre maintenant quelques constats des différentes et nombreuses guérisons que nous avons obtenues :

I. RÉSULTATS OBTENUS DE 1863 A 1873

1re Observation.—Le premier mars 1863, je fus mandé de Toulouse à Paris pour diverses affaires importantes de messieurs le comte de Turène, le comte Louis de Labarthe et le général Véga.—Le 3 du même mois, je fis une visite à M. le baron Du Potet, près duquel j'étais recommandé par une lettre du capitaine Fabre. Je n'oublierai jamais l'aimable accueil qu'il me fit, pas plus que ses paroles encourageantes ; non seulement il voulut bien m'initier à ses grands principes magnétiques par la théorie, mais aussi par la pratique en soumettant à mon influence magnétique et sous sa direction, un capitaine des zouaves, blessé en Crimée de deux coups d'épée en pleine poitrine, et traversé de part en part. Peu de jours après les plaies étaient cicatrisées et radicalement guéries.

2e Observation. — Mme Pillot, âgée de 25 ans, demeurant à Paris, 123, rue du faubourg du Temple, atteinte d'une affection de poitrine, survenue, d'après les dires des médecins, à la suite d'un accouchement par le forceps.

Après une magnétisation générale suivie de frictions et massage, elle fut guérie radicalement. Depuis, elle a eu plusieurs enfants.

3e Observation. — M. Pillot, mari de cette dernière, se trouvait atteint d'une singulière maladie chaque jour à son atelier, il était obligé de changer de pantalon. Celui qu'il quittait était rempli d'une quantité prodigieuse de tout petits vers. Je lui appliquai la paume de la main sur l'épigastre; dix minutes s'étaient à peine écoulées qu'il rendit par les voies ordinaires une quantité prodigieuse d'ascarides. Il fut radicalement guéri par cette seule magnétisation.

4e Observation. — A cette même séance assistait M. Furcy, mécanicien, demeurant dans la même maison, affligé depuis longtemps à la jambe, d'une tumeur restée rebelle à tous les traitements. Il me fit voir son mal, sa jambe était monstrueusement enflée, la plaie suppurait; je lui appliquai une magnétisation générale, friction palmaire sur les genoux, dans le but d'y produire un calorique, fondre l'enflure, déplacer l'humeur, et l'entraîner vers le pied. En moins de trois quarts d'heure, toutes ses violentes douleurs furent éteintes ; mais il se trouva saturé d'un fluide si actif, que pendant la nuit, il ressentit des maux de tête si violents et à tel point qu'il voulait m'envoyer chercher pour que je lui enlevasse le fluide qui le travaillait. Il put croire pendant quelques moments qu'au lieu de lui avoir fait du bien j'avais aggravé son mal. On vient le lendemain m'apporter cette nouvelle, je le rassurai ; deux jours plus tard, la réaction qui a lieu le plus souvent en pareil cas s'était opérée et le mal avait disparu. Cependant la jambe restait encore enflée, je magnétisai à nouveau le malade : Sa jambe se désenfla séance tenante, et peu de jours après, sa plaie sécha, la guérison eut lieu ainsi après deux magnétisations.

Le lendemain de ce jour un des témoins, émerveillé de ces cures, vint me prier de guérir une personne privée entièrement de l'ouïe. Je magnétisai cette personne, pendant cinq minutes, puis l'introduction des deux auriculaires dans les oreilles, les deux pouces recourbés à la racine du nez et trois doigts appliqués sur chaque tempe. L'ouïe fut instantanément rendue à cette personne ; elle entendait très distinctement le mouvement d'une montre à vingt centimètres de son oreille. Cette surdité survenue à la suite d'une fièvre typhoïde en 1848 était accompagnée d'éblouissements, de syncopes et vomissements journaliers. Par suite de magnétisations et frictions répétées à différents intervalles, les éblouissements disparurent insensiblement, les vomissements cessèrent, l'appétit revint, le malade recouvra ses forces et put vaquer à ses affaires, alors que depuis quatorze ans, malgré les soins de plusieurs célébrités médicales, il n'avait jamais quitté sa chambre qu'avec le secours d'un domestique.

5me OBSERVATION. — Le mois de juin suivant (1863), on vint me prier de me rendre rue Christine à Paris, chez un ancien ciseleur de M. Lateltin, qui avait transporté de l'hôpital à son domicile sa femme âgée de vingt ans, abandonnée des médecins et qui au dire de ces messieurs, devait mourir ce jour-là même ; on me rappelait qu'elle était sans mouvement et sans connaissance. Je réponds avec empressement à cet appel, accompagné de la personne qui était venue me chercher et de MM. Olmade, ancien notaire à Levignac (Gers) Gaussail, capitaine de gendarmerie de la garde impériale à cheval, caserné au Louvre, et du capitaine Boué. Ces officiers étaient incrédules, mais désireux pour cette raison même, d'assister à une de mes applicatio s magnétiques sur un moribond. Arrivé dans la chambre de la malade, nous crûmes un instant être en présence d'un cadavre ; les témoins qui m'accompagnaient m'engageaient à me retirer. Je leur dis de faire silence, de se recueillir, d'unir leurs bonnes intentions à la mienne, pour l'acte que j'allais accomplir. — Je dis au mari de l'enlever du lit, de la placer au milieu de la chambre sur un fauteuil, ce qui fut fait.

Je la magnétisai généralement pendant dix minutes, puis, je lui appliquai la paume de ma main au front ; elle ouvrit aussitôt les yeux et reprit connaissance. Je lui demandai quelles douleurs elle éprouvait ; elle répondit : « Aucune. » Je portai alors toute mon action à la tête, elle s'endormit instantanément, elle fut très lucide dans son sommeil ; elle décrivit la cause de sa maladie avec tous les symtômes qui la caractérisaient, elle dirigea elle-même la magnétisation. Après son réveil, elle fut dans un calme parfait, et affirma à plusieurs reprises, qu'elle ne ressentait *pas* le plus léger malaise, pas même les emplâtres caustiques qu'on lui avait appliqués à l'hôpital, qui étaient encore sur elle. Avant de la quitter, je lui dis : Si vous avez confiance en Dieu, qui est tout-puissant et maître de tout, remerciez-le pour le bien qui vient de vous être fait en son nom, et demain vous pourrez vaquer à vos affaires habituelles. Les témoins, incrédules auparavant, versaient alors des larmes d'attendrissement. Mais ayant vu la malade dans un si triste état, ils ne pouvaient croire à une guérison radicale instantanée. Le lendemain matin, ils se rendirent au domicile de cette personne, pour vérifier l'exactitude de ce qui avait été dit la veille ; ils la rencontrèrent au moment où elle sortait au bras de son mari, elle leur affirma qu'elle était complètement guérie. En effet, elle avait été guérie radicalement par cette première magnétisation.

6me Observation. — Au mois de juillet suivant (1863), un des témoins de la cure précédente vint me trouver pour me donner communication d'une lettre qu'il venait de recevoir de M. Guichard, de Lyon, cours des Brosses, 74, et me pria de lui indiquer un moyen de guérir son ami, mari de cette dame, affligé depuis longtemps d'une paralysie générale, inertie complète de tous les membres, je lui répondis : que ne pouvant aller à Lyon, je ne voyais pas d'autre moyen de soulager le malade, si toutefois il y en avait un, que de lui faire parvenir un objet magnétisé. Cet objet fut envoyé avec une note explicative indiquant notamment la partie du corps où il devait être appliqué; quatre jours après le paralytique m'écrivait lui-même qu'il était radicalement guéri.

7me Observation. — En juillet 1863, je reçus une lettre de M. Dutrain, de Toulouse. Il m'annonçait que sa dame, âgée de vingt ans était depuis quelques jours, sans mouvement, sans connaissance et à la dernière extrémité, que les médecins l'avaient abandonnée. « Lorsque vous recevrez cette lettre, m'écrivait-il, ma femme sera morte, priez pour elle. »

Je lui expédiai immédiatement un objet magnétisé avec recommandation de le lui appliquer sur l'épigastre, et je lui annonçai que je serais à Toulouse huit jours plus tard.

Lorsque je me rendis chez M. Dutrain, il m'apprit que sa femme était dans la même situation, il la croyait toujours perdue. (L'état de la malade était si grave que l'objet magnétisé n'avait pas suffi pour produire un effet appréciable). Je lui manifestai le désir de la voir; il y consentit volontiers en répétant que mes efforts seraient sans résultats, qu'il n'avait aucun espoir.

Je savais que ses parents étaient incrédules à l'égard du magnétisme, je l'engageai à les inviter à venir pour qu'ils fussent témoins de ce qui pourrait se passer.

Le soir, à huit heures, j'arrivai dans la chambre de la malade où toute la famille s'était déjà rendue. Après l'avoir regardée fixement, j'aperçus un léger mouvement des paupières; je m'approchai et je magnétisai généralement : application de la main sur l'épigastre pendant cinq minutes, frictions rotatoires toujours sur l'épigastre, puis insufflations transversales au front; la moribonde ouvrit alors les yeux et fixa sur moi son regard. Me reconnaissez-vous, madame, lui demandai-je ? Elle fit un signe affirmatif. Croyez-vous à l'influence du magnétisme, à sa puissance et à son efficacité? Elle répondit par un signe négatif. Du moins ajoutai-je, veuillez m'accorder toute votre bonne volonté, pour faire ce que je vais vous ordonner.

Alors, je l'insufflai à chaud sur les épaules, à la gorge, à la nuque et à l'épigastre, je revins au bas du lit et de là je lui dis : levez-vous sur votre séant ! « Je ne le puis, répondit-elle de sa voix encore aux trois quarts éteinte ». Je lui fis l'imposition de la main droite au front et de la main gauche à l'épigastre; elle se trouva assise sur son séant. Les assistants, incrédules auparavant, étaient stupéfaits et pleuraient à chaudes larmes.

Maintenant êtes-vous convaincue, demandai-je à la malade? Oui, me répondit-elle. Eh bien alors, vous allez vous lever complètement et vous remercierez Dieu de la faveur qu'il vient de vous accorder, et vous allez vous promener dans votre appartement sans l'aide de personne. Elle obéit, prit un vêtement que sa belle-mère lui apporta; son beau-père, qui avait été le plus incrédule de tous, lui offrit sa canne et elle parcourut tout l'appartement. Elle se trouvait guérie radicalement après cette seule magnétisation. Depuis lors, elle a toujours eu une bonne santé et est devenue mère de cinq enfants.

7e Observation. — La veille de mon départ pour Toulouse, on était venu me prier de me rendre à la caserne du Louvre pour guérir un militaire qui avait un panaris au pouce. (Le chirurgien-major avait proposé de l'amputer le lendemain) Le doigt était d'une grosseur effrayante malgré la suppuration, je lui saturai fortement la main, la fièvre fut enlevée séance tenante et le pouce désenfla dans la nuit; le lendemain il ne restait plus trace d'enflure, la guérison fut instantanée.

Telles sont les premières cures que j'ai obtenues à Paris, en 1863, en présence d'un grand nombre de personnes recommandables et dignes de foi.

Qui cite l'auteur n'est pas menteur, dit le proverbe. Si donc j'ai cité l'adresse des malades et le nom des témoins qui me les ont vu opérer, auprès desquels on peut aisément se renseigner, il ne peut plus rester de doute pour les gens de bonne foi sur l'efficacité du magnétisme humain.

Avant d'aller plus loin, je crois devoir faire part de mes observations, relativement aux cures obtenues à distance, par l'application d'un objet sur le malade; cette observation sera justifiée plus loin par les résultats authentiques de mes appareils électro-magnétiques.

En magnétisant un objet avec l'intention de soulager ou de guérir, je verse sur cet objet le fluide que je verserais sur le malade; par son parcours, un cordon fluidique s'établit entre le sujet et moi et demeure sous mon influence magnétique. De telle sorte que l'objet déposé sur le malade fait l'effet d'une pile électrique qui transmet une dépêche, et je suis au sujet malade, par le cordon fluidique, comme l'électricité est à la pile par le fil électrique.

De 1863 à 1869, le soin de mes intérêts privés et des occupations d'affaires ne m'ont pas donné le loisir de me vouer exclusivement au soulagement des infirmités, sans pour cela perdre de vue le devoir que m'impose cette sublime science.

8ᵉ Observation. — Au mois de janvier 1869 je reçus la lettre suivante de M. ..., de Langres (Haute-Marne.)

« Langres, le 12 janvier 1869. »

« Mon cher Monsieur Edard, »

« J'ai reçu ce matin une lettre de J..., sur l'état dé-« plorable de son épouse. Elle est sans connaissance, « sans mouvement, elle n'entend plus, les médecins « l'ont abandonnée. J..., nous écrit qu'il se recom-« mande à Dieu, et nous prie d'unir nos prières à la « sienne, pour qu'il daigne faire un miracle pour la « sauver. J'ai consulté un médecin, d'après la lettre « de J.... Après l'avoir lue, il m'a dit de faire le voyage « en toute hâte, qu'à mon arrivée à Semur, elle ne « sera probablement plus en vie.

Au reçu de cette lettre, je magnétisai un objet que j'expédiai, avec recommandation de l'appliquer sur le nombril de la malade. Comme on va le voir par les deux réponses suivantes, la personne fut guérie.

» Semur, le 4 février 1869. »

« Mon cher Monsieur,

« Je suis encore à Semur jusqu'à la semaine pro-
« chaine, ma belle-sœur est entièrement guérie, elle
« se lève depuis douze jours, mais elle ne sort pas en-
« core à cause du temps froid.

V. C.

« Semur, le 9 février 1869. »

« Mon cher Monsieur,

« Ma belle-sœur va bien, elle sort aujourd'hui ; dans
« deux jours elle ira en ville faire des provisions. Moi,
« je suis bien aussi. »

V. C.

9e Observation. — Le 27 janvier 1869, je fus mandé auprès de Madame Laimée, âgée de 38 ans, demeurant à Paris, rue Rataud, n° 11, qui était gravement malade depuis huit ans. Elle éprouvait des étouffements continuels, des crampes d'estomac, des maux de tête intolérables, une toux opiniâtre, des vomissements jusqu'au sang, les nuits étaient très mauvaises, une insomnie complète. Tous les remèdes de la médecine officielle avaient été épuisés sans succès, les médecins qui avaient été consultés ne venaient plus la voir.

Je magnétisai la malade généralement ; elle s'endormit en moins de cinq minutes, je la frictionnai et la massai pendant son sommeil, en vue de ramener le flux périodique supprimé depuis fort longtemps. Ce résultat fut obtenu séance tenante. A son réveil, elle éprouva un froid si intense, que les dents claquaient.

Ces frissons qu'elle éprouva alors se reproduisirent régulièrement pendant les quatorze premières magnétisations successives; dès la première, toutes les douleurs furent dissipées, et la respiration redevint régulière et facile.

A la seizième magnétisation, qui eut lieu le 18 février, je provoquai une forte réaction par l'insufflation immédiate et à chaud, sur les deux épaules, à la nuque et à l'épigastre : Le froid si intense se changea en une chaleur très sensible et des picotements sur la surface; ces picotements durèrent plusieurs jours.

Le 20 février, je magnétisai un verre d'eau, et le lui fis prendre le soir avant de se coucher pour favoriser des évacuations; elle vomit toute la nuit de la bile et des glaires. Elle fut ainsi complètement guérie.

10e Observation. Le 6 février 1869. Madame Eugénie Lefin, âgée de 30 ans, demeurant à Paris, rue des Feuillantines, 82, affectée d'une tumeur au genou gauche. L'enflure s'étendait depuis le bas-ventre à la pointe du pied, on lui avait appliqué un emplâtre sur le genou et on lui faisait prendre des pilules de quinine. Elle se plaignait de crampes d'estomac, de violents maux de tête, de douleurs aiguës dans le côté gauche, d'envies de vomir. Elle ne pouvait respirer qu'avec grande difficulté.

Je la magnétisai par contacts et passes à grands courants; sous l'influence de ces dernières, elle dit ressentir des frémissements dans tout le corps. Je la frictionnai et la massai, puis, avec la paume de la main, j'opérai des mouvements circulaires de droite à gauche, et descendis par pression depuis le genou jusqu'à la pointe du pied. Les douleurs furent dissipées séance tenante, l'estomac se trouva dégagé, les nerfs se détendirent, le pied put se ployer de même que le jarret qui auparavant était raide. Après trois jours de magnétisation générale d'un quart d'heure chacune, avec friction et massage, la malade quitta le lit et put marcher librement, l'enflure avait entièrement disparu.

Mais si la jambe était guérie le reste du corps ne l'était pas complètement.

Le cinquième jour, je fis prendre à cette personne un bol de bouillon que j'avais magnétisé, le lendemain matin elle rendit le ver solitaire, ce qui selon toute probabilité lui occasionnait les violents maux de tête et d'estomac, et alors elle se trouva radicalement guérie.

« Je soussignée Mme Lefin Eugénie, demeurant à Paris, « rue des Feuillantines, 82,

« Déclare et atteste que vers la fin de janvier der- « nier, il s'est formé une tumeur dans mon genou « gauche, que le genou était enflé d'une grosseur « double de l'autre.

« Deux ou trois jours après, l'enflure avait gagné le « pied, la jambe et la cuisse, atteignant l'abdomen. « Les nerfs étaient tendus et le pied restait inerte.

« En outre, j'avais des douleurs continues dans les « épaules et dans les hanches, des maux d'estomac, et « des envies de vomir.

« Sur l'ordonnance du médecin, j'avais posé un vési- « catoire sur la tumeur du genou, et commencé de « prendre du quinine en pilules.

« Le hasard m'ayant fait connaître M. Edard, par « l'entremise de M. Launay, 80, rue des Feuillantines,

« je me soumis d'après le conseil de ce dernier, au « traitement magnétique de M. Edard, et il me fit sup- « primer le vésicatoire et les pilules de quinine.

« Je déclare que j'étais dans l'impossibilité de quitter « le lit. Dès la première magnétisation, les douleurs « des épaules, des hanches, furent enlevées. Depuis « cette époque je ne les ai plus ressenties. Il me ma- « gnétisa un bol de bouillon, les maux d'estomac ont « disparu également, et deux jours après, j'ai rendu « le ver solitaire.

« A la troisième magnétisation, j'ai pu me lever et « marcher dans ma chambre, j'ai été magnétisée six « fois de suite, du 6 février au 12. Depuis ce moment, « mon genou est revenu à son état normal et j'ai con- « tinué à marcher librement et sans douleur.

« Paris, le 15 mars 1869,

« *Signé :* Eugénie Lefin.

« Je déclare et atteste avoir engagé Mme Lefin à se « soumettre au traitement magnétique de M. Edard « et reconnaître exacts et véridiques les faits ci-dessus « relatés.

« Paris, le 15 mars 1869,

« *Signé :* Launay.

« Je soussigné atteste que sur l'invitation de M. Edard « j'ai visité la malade dont la déclaration est ci-dessus, « que c'est à ma demande et à celle de M. Launay, que « cette attestation a été faite, et, que la malade elle- « même m'a certifié l'exactitude des faits y relatés.

« En foi de quoi :

« Paris, le 15 mars 1869,

« *Signé :* Cauvas. »

11e OBSERVATION. — Le 15 mars 1869, Mme Schwenter, âgée de 37 ans, demeurant à Paris, rue de Montreuil, 95, affectée depuis quatre ans d'une hémiplégie du côté gauche et d'une pneumonie, ne respirait qu'avec la plus grande difficulté, les médecins l'avaient condamnée. Une magnétisation générale par contact, des frictions et le massage produisirent une vive chaleur par tout le corps, surtout aux pieds, qui jusque-là étaient toujours glacés. Après une insufflation à chaud, sur les deux épaules, et en même temps une friction avec le pouce depuis la nuque jusqu'au bas de la colonne vertébrale, le mouvement et la sensibilité revinrent au côté qui était paralysé, l'oppression disparut et cette dame fut guérie radicalement.

La malade précédente m'amena son enfant âgé de huit, ans atteint du carreau; l'abdomen était très enflé et très douloureux. Cette affection, restée rebelle aux traitements suivis jusqu'alors, ne résista pas à une magnétisation générale, à des frictions sur le ventre avec la paume de la main, à la pression des deux pouces recourbés sur le nombril, les autres doigts fixés en partie sur les côtes ; l'enfant fut radicalement guéri dès cette première opération.

12e OBSERVATION. — M. Schwenter, mari de la même dame, attaqué par des malfaiteurs, avait reçu quatre coups de couteau au bras et à l'avant-bras; dans sa chute, il s'était fracturé le bras à l'articulation du coude. Il fut soigné à l'hôpital Saint-Antoine, où il resta jusqu'à ce que ses blessures fussent cicatrisées; mais le bras tenu en écharpe avait fait ankyloser le coude; il restait en forme d'équerre; je constatai qu'aucun mouvement n'était alors possible dans le sens horizontal ; la main restait à moitié fermée et les doigts étaient raides.

Je frictionnai fortement l'épaule et le bras jusqu'à l'extrémité des doigts ; puis je le massai et répétai les frictions dans le sens rotatoire ; séance tenante, le jeu de l'articulation de l'épaule put s'effectuer, malgré l'ankylose parvenue à un degré de formation tel que rien jusque-là n'avait pu la détruire. La main s'ouvrit, la mobilité des doigts revint et le malade put s'en servir. Il fut guéri dès cette première application.

13ᵉ Observation. — Un second enfant de la même famille, âgé de douze ans, atteint du carreau comme son frère, dont j'ai signalé la cure, était alité depuis quatre ans, son ventre extrêmement enflé, les bras et les jambes atrophiés.

Après une magnétisation générale, des frictions sur le ventre, et depuis la nuque au bas de la colonne vertébrale, une insufflation à chaud, sur les épaules, à la nuque, à la gorge et à l'épigastre, application des deux pouces en pointe sur le nombril, le ventre se désenfla séance tenante, l'enfant prit des forces graduellement. Huit jours après, il se promenait dans les rues de Paris, car il était guéri radicalement.

14ᵉ Observation. — « Je soussignée, Mᵐᵉ Jeanne Laimée, concierge, demeurant à Paris, rue Berthollet, n° 14.

« Déclare et atteste que j'étais gravement malade depuis six ans, atteinte d'étouffements et de douleurs violentes dans tout le corps, principalement dans les épaules, à la hanche gauche, et des maux de tête intolérables avec une toux qui ne me quittait ni nuit ni jour, au point de me faire vomir jusqu'au sang. La complication de tous ces maux et des remèdes subtils que plusieurs docteurs m'ont ordonnés et que j'ai pris, tels que :

« Potions contenant de la *belladone*, — de la *morphine*, — du *laurier-cerise*, — de l'*extrait d'aconit*, — de l'*opium*, — de l'*acide prussique*, — des *pastilles de tolu*, — d'*ypécacuanha*, — des *vomitifs* de toute sorte, — *vésicatoires*, — *emplâtres*, — *sinapismes*, — *tisane de limaçons*, — de *bourgeons de sapin*, — de *bouillon blanc*, — de *mauve*, — de *lierre*, — *eau de goudron*, — *quinine*, — *teinture de Powler*, — de *digitale*, — de *laudanum*, etc., etc.

« Je me trouvais réduite à ne pouvoir plus rester ni debout ni couchée.

« Messieurs les liquidateurs de la Société de la Rive gauche de la Seine m'ont donné le conseil d'avoir recours à M. Edard, pour me soumettre à son *traitement magnétique*.

« J'ai subi la première magnétisation le 27 janvier dernier ; j'ai senti un soulagement immédiat ; toutes les douleurs que j'ai citées plus haut ont disparu, dès la première magnétisation ; mais je dois dire que j'éprouvai un froid si intense pendant que M. Edard me magnétisait, que j'avais des frissons à me faire claquer les dents, et ces mêmes frissons ont continué pendant les quatorze magnétisations suivantes. Le 18 février, à la quinzième magnétisation, ce froid se changea en une chaleur si vive que j'éprouvai des picotements dans tout le corps à ne pouvoir me laisser un moment de repos ; ce même jour il me magnétisa un verre d'eau qui m'a occasionné des vomissements pendant la nuit, et je n'ai rendu que de la bile et des glaires.

Le lendemain je me suis trouvée entièrement débarrassée des maux d'estomac, et l'appétit m'est revenu.

Les magnétisations m'ont été continuées jusqu'au 23 février; depuis cette époque j'ai pu vaquer à mes affaires et me déclare guérie radicalement.

Fait de bonne foi à Paris, le 15 mars 1869.

Signé : Jeanne Laimée.

« Je soussigné, atteste que, sur l'invitation de « M. Edard, j'ai visité la malade dont la déclaration « est ci-dessus, que c'est sur ma demande que cette « attestation a été faite, et que la personne elle-même « m'a certifié l'exactitude des faits y relatés.

« En foi de quoi, à Paris, le 15 mars 1869.

« E. Cauvas. »

15e Observation. — Le 18 mars 1869, mademoiselle Pathié, âgée de dix-huit ans, domiciliée à Paris, rue Bertholet, n° 75, atteinte de leucorrhée, de douleurs locales, de tiraillements d'estomac, de troubles dans les fonctions digestives, de palpitations de cœur, avec un profond dégoût de tout, une noire mélancolie, un état de langueur qui permettait à peine la marche.

Je lui plaçai le bout des deux index sur les pulsations des poignets, et simultanément la pression des pouces dans le creux de ses mains. Ce contact produisit un engourdissement subit de tous ses membres. — Je continuai par la magnétisation corporelle ou de contact dans le but de mieux concentrer l'action fluidique, sur les parties affectées, puis je fis une friction, un massage, une insufflation à chaud à la gorge, à la nuque et à l'épigastre, une friction à la colonne vertébrale avec le pouce. Ces moyens successifs furent couronnés de succès, la guérison fut radicale dès cette première application.

Nota. — Les malades sur lesquels ont été opérées les sept dernières cures qui viennent d'être citées s'étaient adressés à moi sur le conseil de M. le docteur Lonyet, de la Faculté de Paris, président de la Société magnétique mesmérienne.

16e Observation. — A la fin de mars 1869, madame Edmond Marc, demeurant à Paris, rue de Seine, 62, âgée de vingt-deux ans, enceinte de six mois, se plaignait de maux d'estomac, de douleurs intolérables dans les reins, ne pouvant rien manger sans le vomir aussitôt. — Une magnétisation générale sans contact lui enleva, séance tenante, toutes ses douleurs. — Je lui fis boire un verre d'eau magnétisée; aussitôt avalée, elle vomit une pleine cuvette de bile. Elle se trouva complètement dégagée, pendant le restant du cours de sa grossesse; elle n'éprouva plus la moindre indisposition, ses couches furent des plus heureuses.

17e Observation. — Le mois d'avril 1869, on me présenta un enfant âgé de huit ans, dont la constitution était profondément altérée par des vers qu'il avait en quantité prodigieuse; à chaque phase de lune, cet enfant subissait de violentes crises, suivies d'évacuations par les voies ordinaires, même par la bouche et par le nez, d'entozoaires longs de quatre à cinq centimètres. — Je croisai les mains sur l'épigastre de l'enfant et les descendis insensiblement sur le ventre, que je massai, puis je lui insufflai le creux de l'estomac et lui fis boire un verre d'eau magnétisée; plusieurs évacuations s'ensuivirent; tous les vers furent expulsés dans la même journée. Aussi la guérison fut complète.

18e Observation. — Le 10 juillet 1869, M. J. Sentex, âgé de vingt-huit ans, à Semson (Gers), était atteint d'une dysenterie des mieux caractérisées par des évacuations alvines fréquentes, muqueuses puriformes et sanguinolentes. Il me demanda de le guérir; je lui dis de faire le choix d'une substance à boire ou à manger. Il fit le choix d'amandes vertes que je magnétisai et qu'il avala; non seulement la dysenterie fut détruite du coup, mais il eut une constipation et resta trois jours sans aller à la selle; il fut guéri radicalement et instantanément.

19e Observation. — L'enfant de ce dernier, âgé de trois ans, avait une diarrhée persistante, accompagnée de coliques aiguës; il souffrait en outre d'une inflammation des amygdales, et sa bouche était remplie d'aphtes; on avait employé le miel rosat, pour le badigeonnage de la bouche et de l'arrière-bouche, le mal s'aggravait. Je le magnétisai le soir par imposition de la main au creux de l'estomac, puis je lui appliquai la paume de la main à la gorge, je le massai et l'insufflai à chaud; je lui fis boire un verre d'eau de source fortement magnétisée. Le lendemain, il ne lui restait plus rien; il fut radicalement guéri par cette seule opération.

20e Observation. — Au mois de janvier 1871, je fus appelé par M. Fortier, rue Neuve-des-Petits-Champs, 91, à Paris, qui me pria de soumettre à mon traitement spécial sa dame âgée de cinquante-trois ans, malade depuis vingt ans et réputée incurable. Sa maladie, en effet, était des plus compliquées, elle consistait en :

1° Une forte tumeur abdominale;

2° Une hernie distincte au nombril;

3° Une hydropisie générale, caractérisée par l'enflure du ventre, de tous les membres et la bouffissure du visage;

4° Une perte fréquente de sang par l'anus;

5° Une plaie cancéreuse à la lèvre inférieure.

Ces diverses affections avaient pour cortège une foule de symptômes divers : congestions, constipations, insomnie, flux de sang par les voies intestinales.

Je la magnétisai en plaçant les deux index sur les pulsations de ses poignets en exerçant une pression simultanée avec les deux pouces dans les creux de ses mains. Elle s'endormit à ce simple contact. Je la frictionnai et la massai dans son état de sommeil. A son réveil, elle n'eut plus de fièvre, le pouls était normal, l'équilibre rétabli. Je lui fis boire ensuite un verre d'eau magnétisée; des évacuations eurent lieu par les voies ordinaires et sans perte de sang. Depuis les selles furent régulières, l'appétit et le sommeil revinrent. L'hydropisie diminua graduellement et disparut complètement, la hernie rentra et resta fixée, la plaie cancéreuse de la lèvre sécha; huit jours s'étaient écoulés depuis la première opération quand la malade quitta le lit et put rendre des visites journalières, et bientôt après, elle fut en état d'entreprendre le voyage de Paris à Dreux, chez sa famille, alors que depuis vingt ans elle ne pouvait quitter son appartement et le plus souvent son lit. Cent témoins honorables peuvent attester ce fait.

21ᵉ Observation. — Le 5 avril 1871, la bonne de madame Fortier, précédemment nommée, était malade par suite d'une suppression. Je lui appliquai une main sur l'épigastre et l'autre sur la colonne vertébrale au point y correspondant; en moins de cinq minutes, le rétablissement normal fut obtenu.

22ᵉ Observation. — Le lendemain, 6 avril, je fus mandé par M. Furcy, mécanicien, rue du Faubourg-du-Temple, 123, déjà cité, et que j'avais guéri en 1863. Je le trouvai au lit; il était atteint d'une pneumonie; la fièvre le consumait (sa face était cadavérique); on distinguait un râle crépitant dans sa poitrine du côté droit; les crachats expectorés étaient muqueux, rouillés et même sanguinolents. Sa dame était désolée; à son dire il résultait d'une consultation de trois médecins, que son mari était perdu et qu'il ne serait pas en vie le lendemain.

Je magnétisai le malade par contact et l'insufflai à chaud sur les épaules et à la gorge; un changement aussi subit que radical se manifesta ; la respiration devint facile et la fièvre tomba.

Un des docteurs revint le lendemain matin ; il fut étrangement surpris de trouver le moribond, non seulement debout, mais à table, mangeant une côtelette de mouton que je lui avais ordonnée la veille en le quittant. On me rapporta, en outre, que le docteur avait dit : « C'est un miracle. » Il ignore sans doute encore la cause qui l'a produit.

Je dois avouer ici, dans l'intérêt du vrai magnétiseur, qu'à la suite de cette cure, je pris le lit pour trois mois, éprouvant les mêmes symtômes de la maladie que j'avais détruite. J'attribue cela à l'insufflation à chaud que je fis sur le pneumonique, et surtout à l'imprudence que je commis en ne me dégageant pas sur-le-champ. Si j'ai dû faire cet aveu, je dois ajouter, en faveur des magnétiseurs, que je parvins toutefois à me guérir seul et sans aucun secours étranger.

23e Observation. — Le 4 janvier 1872, M. W..., âgé de quarante-quatre ans, demeurant à Paris, souffrait depuis quatorze ans d'un rhumatisme articulaire goutteux, caractérisé par l'enflure des pieds, des mains, des coudes et des genoux ; ces douleurs le tenaient régulièrement six mois de l'année au lit et restaient rebelles à tout traitement ; purgations, vomitifs, saignées aux bras et aux pieds, vésicatoires, emplâtres, potions de toutes sortes, fumigations, bains de vapeur, n'avaient pu produire le moindre soulagement.

Quand je commençai à le soigner, il était au lit et réduit à un état complet d'inertie.

Une magnétisation générale, insufflation à chaud sur les épaules et à la nuque, des frictions palmaires et rotatoires sur les articulations, principalement aux genoux, produisirent un effet immédiat. Les douleurs et l'enflure ne tardèrent pas à disparaître. Le lendemain il put quitter le lit, descendre du premier au rez-de-chaussée; la guérison fut complète et parfaitement assurée.

24e Observation. — Mlle V..., fille du précédent, âgée de 14 ans, avait un érysipèle si fortement accentué, que l'enflure lui avait fermé les yeux, et que la fièvre s'accompagnait de délire. Après une magnétisation générale, les fonctions menstruelles se manifestaient pour la première fois chez la malade; par suite, elle fut radicalement guérie.

25e Observation. — Le 16 novembre 1873, Mme Bailly, âgée de 44 ans, demeurant à Paris, rue Saint-Jacques, n° 225, était affectée depuis onze mois d'une bronchite tuberculeuse, d'après les dires de tous les docteurs qui l'avaient traitée; pas le moindre soulagement n'avait été obtenu; tous les moyens médicaux ordinaires avaient échoué; on avait annoncé que l'existence de la malade ne devait pas se prolonger au delà de quinze jours. Quatre magnétisations successives, du 15 au 20 du même mois, amenèrent une réapparition menstruelle qu'on n'avait pas constatée depuis dix-huit mois. Il s'ensuivit un rétablissement complet de la santé.

2°. — RÉSULTATS OBTENUS DE 1874 A 1879

par le Magnétisme et mes Appareils électro-magnétiques, près des malades.

Nota. — Beaucoup de malades dont je rapporte les cures se sont servis, après une ou plusieurs magnétisations, de mes appareils électro-magnétiques.

26ᵉ Observation. — Au mois d'août 1874, Madame Bournaic, âgée de 52 ans, à Potenssac (Gironde), était atteinte d'une paralysie survenue à la suite d'une congestion cérébrale, caractérisée par la diminution de la sensibilité et la privation du mouvement. Une magnétisation, un massage, suivis de frictions avec la main, la dégagèrent immédiatement.

27ᵉ Observation. — Madame Maintrosse, demeurant à Hourtin (Gironde). Anémie et gastralgie, restées rebelles à des traitements pratiqués depuis quinze ans. Caractérisées par le gonflement de l'épigastre, défaillances et tiraillements continuels, maux de tête, vomissements, insomnie. La malade s'endormit pendant la magnétisation. Un massage et une friction furent opérés pendant son sommeil. A son réveil, cette dame dit n'éprouver plus aucun mal; elle fut radicalement guérie.

28e Observation. — Madame Plantey, âgée de 24 ans, à Hourtin (Gironde), se trouvait dans un état des plus graves et désespéré, à la suite de couches par le forceps. Après une magnétisation générale, massage et friction, elle fut guérie instantanément et radicalement par cette seule application ; elle eut un bel enfant l'année suivante.

29e Observation. — M. Lagrave, âgée de 53 ans, à Hourtin (Gironde). Hémiplégie du côté droit, datant déjà de sept années. Après une magnétisation générale, des frictions et un massage, il fut guéri radicalement.

30e Observation. — M. Argenlé, âgé de 52 ans, à Hourtin (Gironde). Bronchite pulmonaire, respiration difficile, forte oppression. Une magnétisation, des frictions et un massage le dégagèrent séance tenante.

31e Observation. — M. Coderan, âgé de 66 ans, à Bruges (Gironde). Pneumonie chronique, fortes douleurs dans la poitrine, toux sèche, pouls fébrile. Une magnétisation par contact, des frictions et un massage produisirent une abondante transpiration; la toux et l'oppression cessèrent immédiatement.

32e Observation. — M. Pibeautot, âgé de 26 ans, à Hourtin (Gironde). Ramollissement de la moelle épinière, caractérisée par une douleur de tête fixe, sentiment d'engourdissement et de gêne, de pesanteur, accompagnés de crampes. Une magnétisation générale par contact, massage, friction avec le pouce depuis la nuque au bas de la colonne vertébrale. Le malade dit ressentir une vive chaleur dans tout le corps et comme un feu dans les pieds ; il était ruisselant de sueur. Il fut guéri séance tenante.

33ᵉ Observation. — Madame Ferrand, âgée de 48 ans, à Hourtin (Gironde). Névralgie frontale ; la douleur semblait avoir pour siège les arcades sourcilières et s'irradiait sur tout un côté du visage. Gastralgie, caractérisée par un gonflement et des douleurs à l'épigastre après le repas. Magnétisation générale, frictions et massage, frictions transversales au front, application de la paume de la main sur l'épigastre ; un dégagement immédiat s'ensuivit ; la guérison eut lieu instantanément.

34ᵉ Observation. — M. Gourdon, âgé de 61 ans, à Hourtin (Gironde). Surdité complète survenue à la suite d'une douleur aiguë lancinante et des bourdonnements insupportables. Il y avait évidemment paralysie du nerf auditif. Magnétisation générale, introduction des deux auriculaires dans les oreilles, la paume des mains sur les tempes, les deux pouces en pointe à la racine du nez. L'ouïe fut recouvrée instantanément. Le mouvement d'une montre à dix centimètres des oreilles était entendu.

35ᵉ Observation. — Madame Séguin, 57 ans, à Hourtin (Gironde). Surdité complète à la suite du retour d'âge. Magnétisation générale et par contact, introduction des deux auriculaires dans les oreilles, la paume des mains sur les tempes, les deux pouces en pointe à la racine du nez. L'ouïe fut rendue instantanément.

36e Observation. — M. Dejean, 31 ans, à Hourtin (Gironde). Palpitations violentes du cœur. Après une magnétisation générale, il y eut soulagement immédiat.

37e Observation. — Madame Torchon, 32 ans, à Brax (Gironde). Leucorrhées dont elle souffrait depuis seize années. Crampes d'estomac et violents maux de tête. Magnétisation générale, application de la paume de la main sur la région abdominale, friction avec le pouce depuis la nuque au bas de la colonne vertébrale; les maux de tête et les douleurs d'estomac furent calmés séance tenante; elle se trouva guérie.

38e Observation. — Mademoiselle Gourdon, âgée de 80 ans, à Carcan (Gironde). Tremblement nerveux et leucorrhées. La magnétisation générale par contact amena une sueur abondante; le tremblement nerveux cessa subitement, les leucorrhées disparurent peu de jours après; elle fut guérie radicalement.

39e Observation. — Madame Peyruse, 51 ans, à Hourtin (Gironde). Gastralgie et rhumatisme articulaire goutteux, et altération particulière du sang. Une magnétisation générale, par contact, des frictions avec la paume de la main et un massage; la guérison fut complète et instantanée.

40e Observation. — Madame Montcouvert, 35 ans, à Hourtin (Gironde). Douleurs rhumatismales que rien n'avait pu calmer. Magnétisation générale, frictions de la paume de la main et un massage ; guérison immédiate.

41ᵉ Observation. — M. Castaing, 37 ans, à Hourtin, (Gironde). Surdité complète. Magnétisation générale par contact, introduction des deux auriculaires dans les oreilles ; la paume des mains étant appliquée sur les tempes, les deux pouces dirigés en pointe à la racine du nez. L'ouïe revint immédiatement.

42ᵉ Observation. — Mᵐᵉ Paublanc, 25 ans, à Hourtin, (Gironde). Leucorrhées, dont la première apparition remontait à neuf années. Une seule magnétisation par contact la remit dans l'état normal.

43ᵉ Observation. — Mᵐᵉ Peyruse jeune, 20 ans, à Pauillac (Gironde). Malaise général, vive douleur au flanc gauche, maux de tête, nausées. Magnétisation générale par contact, friction avec le pouce depuis la nuque jusqu'au bas de la colonne vertébrale ; les douleurs cessèrent séance tenante et la guérison fut complète.

44ᵉ Observation. — M. Lagune, 25 ans, à Lacanau (Gironde). Palpitations de cœur continues. Magnétisation générale, application de la paume de la main sur le cœur. Les palpitations cessèrent séance tenante et il fut guéri radicalement.

45ᵉ Observation. — Madame Gourdon, 49 ans, à Hourtin (Gironde). Hépatite ou inflammation du foie, tension, douleurs aiguës dans l'hypocondre droit, urine safranée. Magnétisation générale par contact, application des mains sur l'hypocondre; disparition immédiate des douleurs, rétablissement complet de la santé.

46e Observation. — Mme Bérard, 30 ans, à Hourtin (Gironde). Malaise de l'utérus; descente et ulcère, maux de tête et d'estomac, perte de l'appétit, envies fréquentes de vomir, insomnie complète, catarrhe vésical, affections jusqu'alors restées rebelles à tout traitement. Magnétisation générale, application de la paume des mains sur la région ovarienne, les deux pouces recourbés sur la région ombilicale, la guérison fut complète par cette seule application.

47e Observation. — Madame Thomas, 60 ans, à Saint-Germain (Gironde). Gastrite depuis 15 ans. Magnétisation générale par contact, application de la paume de la main droite à l'épigastre, et de l'autre sur la colonne vertébrale, au point y correspondant, les doigts dirigés en pointe vers les extrémités inférieures. La malade déclara éprouver un soulagement subit, et ne plus ressentir le moindre mal; elle fut radicalement guérie dès cette première séance.

48e Observation. — Madame Raymond, 52 ans, à Pauillac (Gironde). Malaise général, maux de tête et d'estomac, ballonnement du ventre, nausées. Magnétisation par contact, friction et massage. L'effet produit fut une vive chaleur et une sueur abandante de tout le corps. Tout malaise fut dissipé séance tenante.

49ᵉ Observation. — Madame Delisle, 38 ans, à Bordeaux. Leucorrhées restées rebelles à tout traitement. Une seule magnétisation générale par contact produisit un dégagement complet et le retour à l'état normal.

50ᵉ Observation. — M. Rousseau, à Saint-Laurent (Gironde). Rhumatisme articulaire goutteux et entérite, ou inflammation de la membrane muqueuse du canal intestinal. Magnétisation générale, friction rotatoire aux articulations, massage. La cessation des douleurs rhumatismales fut immédiate, l'inflammation apaisée et il se trouva guéri.

51ᵉ Observation. — Madame Mitroche, 46 ans, à Saint-Germain (Gironde) Affection intellectuelle, exaltation, trouble dans les idées, perturbation dans les fonctions de l'estomac, la malade voyait surtout des fleurs et des bouquets. Après une magnétisation générale à grand courant, friction transversale au front et avec le pouce depuis la nuque au bas de la colonne vertébrale. Après cette opération, la malade déclara se sentir la tête dégagée, et avait déjà recouvré la netteté dans les idées; elle fut radicalement guérie.

52ᵉ Observation. — M. Delisle, 44 ans, à Artiguillon (Gironde). Gastrite et surdité complète, éblouissements, vertiges. Magnétisation générale par contact, application de la paume de la main sur l'épigastre, introduction des deux auriculaires dans les oreilles, les douleurs d'estomac cessèrent et l'ouïe lui fut rendue séance tenante.

53ᵉ Observation. — M. Paublanc, à Hourtin (Gironde). Phtisie pulmonaire, toux, crachats purulents, amaigrissement et faiblesse générale. Magnétisation par contact, application de la paume des deux mains au sternum, friction derrière les épaules, pression du pouce depuis la nuque jusqu'au bas de la colonne vertébrale. Séance tenante, la toux et l'oppression cessèrent et il fut guéri par cette seule application.

54ᵉ Observation. — Madame Pignon, 35 ans, à Soulac-les-Bains (Gironde). Gastrite, vive douleur entre les épaules et au bas de la colonne vertébrale, maux de tête très aigus, vomissements quotidiens, fièvre symptomatique, restés rebelles à tous les traitements. Après une magnétisation générale, des frictions avec la paume de la main et un massage, elle se trouva guérie radicalement.

55ᵉ Observation. — Madame Sébileau, 38 ans, à Soulac-les-Bains (Gironde). Gastrite, douleurs utérines, maux de tête, vomissements, fièvre dite des marais. Magnétisation générale par contact, friction et massage, elle fut guérie instantanément.

56ᵉ Observation. — Le fils de Madame Sébileau, la malade précédente, âgé de sept ans, fièvre des marais. Magnétisation générale par contact. L'enfant fut endormi en moins d'une minute, friction et massage, dans l'état de sommeil ; au réveil, passes transversales de la tête aux pieds, guérison radicale instantanée.

57ᵉ Observation. — Le deuxième fils de Madame Sébileau, âgé de quatre mois, était atteint également de la fièvre des marais, la mère n'avait plus l'espoir de le sauver. Je le magnétisai par contact pendant cinq minutes, il fut guéri instantanément.

58e Observation. — M. Lescarret, 66 ans, à Soulac-les Bains (Gironde). Diabète, anémie et fièvre des marais, soif ardente et incessante. Magnétisation générale par contact, soulagement immédiat et disparition complète de la fièvre.

59e Observation. — Madame Labécat, 48 ans, à Bordeaux. Étouffements, chaleurs suffocantes, éblouissements journaliers, maux d'estomac incessants, nausées, ballonnement du ventre, affection utérine. La magnétisation par contact produisit un dégagement instantané, sa santé se rétablit complètement.

60e Observation. — M. Drouet, 40 ans, à Hourtin (Gironde). Gastrite et entérite, les douleurs au ventre et à l'épigastre étaient si violentes, que presque toutes les nuits le malade quittait son lit pour s'étendre sur le carrelage de la chambre dans la pensée que le froid calmerait ses douleurs. Magnétisation générale, friction, massage. Application de la paume de la main sur l'abdomen et l'épigastre. La guérison fut instantanée, et depuis lors pas le plus petit malaise ne survint.

61e Observation. — Madame Drouet, 41 ans, à Hourtin (Gironde). Entérite et inflammation de l'utérus et ulcère. Entrée à l'hôpital de Bordeaux, la malade subit toute sorte de traitements sans aucun résultat. Elle avait été traitée pour un cancer de matrice. Magnétisée généralement et par contact, cette personne fut radicalement guérie dès cette seule application, et depuis lors elle a toujours joui d'une bonne santé.

62e Observation. — Madame Clas, à Vic, commune de Bégadan (Gironde). Hydropisie abdominale et rhumatisme articulaire. La malade ne pouvait se mouvoir qu'au moyen de béquilles et encore on la soutenait par les bras. La magnétisation générale et par contact, les frictions et massage eurent pour résultat la cessation complète et immédiate des douleurs. De percluse qu'elle était, la malade devint subitement agile, put marcher aussi librement que les personnes bien portantes et fut guérie radicalement dès cette seule séance.

63e Observation. — M. Durssin, 70 ans, à Soulac-les-Bains (Gironde). Gastralgie, caractérisée par des tiraillements et défaillances d'estomac. Une magnétisation par contact et un massage produisirent un soulagement immédiat.

64e Observation. — Madame Barrère, 50 ans, à Hourtin (Gironde). Névralgie frontale dont la première atteinte remontait à vingt années. Magnétisation générale, friction transversale au front, friction avec le pouce depuis la nuque jusqu'au bas de la colonne vertébrale. Le résultat de cette opération fut une guérison radicale instantanée.

65e Observation. — Madame Peyruse, 30 ans, à Hourtin (Gironde). Gastralgie depuis huit ans, caractérisée par des douleurs et tiraillements d'estomac, des défaillances, des maux de tête et des nausées. Après une magnétisation générale par contact, des frictions et un massage, cette dame se trouva radicalement guérie.

66e Observation. — Madame Castaing, 30 ans, à Hourtin (Gironde). Gastrite. Cette affection est certainement due à des causes particulières prédisposantes et à l'usage quotidien du café au lait si pernicieux surtout aux dames. Une magnétisation générale par contact, application de la paume de la main à l'épigastre, suffirent pour obtenir la guérison radicale.

67e Observation. — Madame Maintrosse jeune, 32 ans, à Hourtin (Gironde). Leucorrhées très caractérisées, violents maux de tête et d'estomac. Guérison radicale après magnétisation générale et par contact, application de la paume des mains sur l'abdomen et l'épigastre, friction du pouce depuis le nuque jusqu'au bas de la colonne vertébrale.

68e Observation. — M. Maintrosse fils aîné à Hourtin (Gironde). Faiblesse générale, anémie. Guéri radicalement après une magnétisation et un massage. A partir de ce moment, il a toujours joui d'une bonne santé; il est devenu fort et robuste.

69e Observation. — M. Maintrosse jeune, frère du précédent. Tumeur glandulaire très proéminente au cou et à la gorge. Magnétisation par contact, friction de la paume de la main sur les tumeurs. Il fut guéri complètement dès cette seule application.

70e Observation. — Madame Fourtou, 29 ans, à Hourtin (Gironde). Gastralgie et névralgie frontale. Magnétisation générale, friction transversale au front, prolongée jusque sur les épaules, les bras et les extrémités des doigts ; guérison immédiate.

71e Observation. — M. Lagune Paulin, 20 ans, à Hourtin (Gironde). Ictère ou jaunisse depuis une année caractérisée par la couleur jaune de la peau, des conjonctives, une douleur sourde dans la région du foie, turgescence de l'abdomen. Une seule magnétisation générale, suivie de friction et massage, amena la guérison subite et complète.

72e Observation. — Madame Lascarret, 25 ans, au Logis, près le Verdon (Gironde). Gastralgie, névralgie frontale, caractérisée par des douleurs locales très vives, s'irradiant dans tout le visage, provoquant les larmes, en outre une entérite et la suppression des menstrues. Les douleurs et tout malaise furent détruits par une magnétisation des frictions et un massage.

73e Observation. — Madame Blanc, 49 ans, à Bégadan (Gironde). Névralgie anomale caractérisée par des douleurs qui s'étendent dans tout l'organisme, survenue à la suite d'une suppression subite des menstrues depuis six années. Magnétisation par contact, friction et massage ; les menstrues réapparurent séance tenante et la malade fut guérie radicalement.

74e Observation. — Madame Jeantot, 45 ans, à Bégadan (Gironde). Gastralgie et entérite occasionnées par des purgatifs drastiques. Une magnétisation générale, friction et massage, soulagèrent instantanément la malade et fut elle radicalement guérie.

75e Observation. — Madame Servant, 30 ans, à Quouqueque (Gironde). Atteinte :

1° D'une obstruction et gonflement de la rate ;

2° D'une cystite, catarrhe vésical, caractérisé par de fréquents et irrésistibles besoins d'uriner, des douleurs cuisantes, l'extrême sensibilité de l'hypogastre, la fièvre, la soif, l'agitation, l'insomnie et des envies de vomir ;

3° De la gravelle qu'il était d'ailleurs facile de reconnaître aux matières sédimenteuses que déposaient les urines.

Le résultat d'une magnétisation générale par contact, de frictions, d'un massage et d'un bain sec au minerai magnétique fut un soulagement immédiat et la guérison complète peu de jours après.

76e Observation. — M. Roy, 62 ans, aux Huttes (Gironde). Rhumatisme articulaire goutteux, resté rebelle à tous les traitements. Après un massage et des frictions, le malade fut guéri.

77e Observation. — M. Lanau, 24 ans, à Quouqueque (Gironde). Tumeur au genou droit : l'articulation ne fonctionnait plus, tellement l'enflure était énorme. Le traitement consista en des frictions rotatoires de la paume de la main en descendant depuis le genou jusqu'à la pointe du pied et puis en un massage. Séance tenante l'enflure diminua, les nerfs reprirent de la souplesse, la marche fut possible sans trop de difficulté et la malade fut guérie peu de temps après.

78e Observation. — M. Etiène, 52 ans, à Lande-Basse (Gironde). Gastrite caractérisée par l'inflammation de la membrane muqueuse de l'estomac, vomissements journaliers. Magnétisation générale, frictions, massage et application de la paume de la main à l'épigastre. Il n'en fallut pas davantage pour assurer la guérison.

79e Observation. — Madame Pigoux, 62 ans, à Lesparre (Gironde). Tumeur au nez dont l'origine remontait à quinze années, et paraissait occasionnée par une altération des cartilages. Il y avait rougeur, démangeaisons et élancements. Après une magnétisation générale à grands courants, je dirigeai les doigts en pointe sur la tumeur, une réaction salutaire en résulta, puis la guérison complète.

80e Observation. — Madame Dechelle, 50 ans, à Lesparre (Gironde). Atteinte :

1° D'une gastrite depuis douze années, caractérisée par un gonflement de l'estomac après le repas, de violentes douleurs et des vomissements;

2° Ramollissement de la moelle épinière ; il résultait de cette double affection une douleur de tête fixe et tenace, un sentiment de gêne, de pesanteur, des engourdissements et des crampes. La magnétisation générale par contact, friction et massage, eut pour résultat une amélioration instantanée et la guérison complète.

81e Observation. — M. Alin, 69 ans, à Magagnan (Gironde). Bronchite chronique, traitée auparavant sans succès, caractérisée par une vive chaleur, une toux sèche et fréquente, de fortes oppressions suivies de vomissements. Une magnétisation générale par contact, des frictions et un massage produisirent un soulagement immédiat et la guérison complète.

82e Observation. — M. Durandet, 52 ans, à Bégadan (Gironde). Amaurose, perte complète de la vue à la suite d'un coup de foudre. Il y avait altération de la rétine et paralysie du nerf optique. M. Mayer, médecin oculiste de Bordeaux, avait d'ailleurs fait la déclaration suivante :

« Je soussigné déclare, après avoir examiné les yeux du sieur Durandet à l'aide de l'ophtalmoscope, qu'il est atteint d'une amaurose. Le docteur ajoutait : il faudrait appliquer des ventouses sèches aux tempes, deux fois par jour pendant cinq minutes, matin et soir, et pour arriver à une amélioration, il est utile que le sieur Durandet porte des mestrales pour empêcher que le rayon visuel ainsi que le froid et le vent ne puissent pas toucher à ses yeux.

« Bordeaux, le 12 octobre 1874.

« *Signé* : Meyer. »

Je fis asseoir le sieur Durandet sur un fauteuil et lui dis de se recommander à Dieu et de le prier en vue de l'acte que j'allais accomplir. Je lui appliquai le bout de l'index de ma main droite à la naissance du nez. A peine touché, il poussa cette exclamation. « Oh ! mon Dieu ! merci, dit-il, je vois le jour, je suis guéri. » En effet, il fut guéri instantanément et radicalement, et ce en présence de nombreux témoins qui assistaient à cette séance.

83e Observation. — Mademoiselle Rey, 37 ans, à Vignolles (Gironde). Gastrite caractérisée par le gonflement de l'estomac et de fréquents vomissements. Magnétisée généralement et par contact, application de la paume des mains sur l'épigastre. Cette personne fut soulagée instantanément et peu de jours après guérie complètement.

84e Observation. — Mademoiselle Bibard, 60 ans, au bourg de Noyac (Gironde). Gastrite dont les symptômes étaient des douleurs violentes d'estomac et des vomissements journaliers. Magnétisation générale par contact, application de la paume des mains à l'épigastre ; séance tenante une amélioration se produisit et la gastrite fut détruite.

85e Observation. — M. Favrot, 23 ans. Névralgie et entéralgie. Magnétisation générale, friction et massage; il fut guéri complètement.

86e Observation. — M. Villetorde, 20 ans, à Hourtin (Gironde). Palpitations du cœur, oppressions et étouffements. Après une magnétisation générale par contact, des frictions et un massage, insufflation à chaud sur la région du cœur, il fut guéri instantanément et radicalement.

87e Observation. — Madame Villetorde, 20 ans, à Hourtin (Gironde).

1° Gastralgie caractérisée par des crampes d'estomac et des vomissements.

2° Douleurs continuelles très violentes dans l'épine dorsale, violents maux de tête. Il y avait là deux affections bien distinctes. Je magnétisai généralement par contact, frictionnant avec la paume de la main d'abord, avec le pouce ensuite depuis la nuque au bas de la colonne vertébrale; la guérison fut immédiate et radicale.

88e Observation. — M. Sterné, 33 ans, à Saint-Vivien (Gironde), névralgie frontale avec tic douloureux. Cette affection durait depuis huit années. Magnétisation générale par contact; il s'endormit au simple contact; friction et massage pendant le sommeil. A son réveil le malade fut guéri radicalement.

89e Observation. — M. Meigneux, 25 ans, à Hourtin (Gironde). Dartres du plus mauvais caractère, que, depuis quinze années, on n'avait pu détruire par aucun traitement. Des croûtes ou gales qui se formaient ressemblaient à des écailles de carpe. Magnétisation à distance les doigts fixés en pointe sur les parties ulcérées; peu de jours après, les croûtes étaient tombées, les dartres avaient disparu, il n'en restait plus trace. Il fut complètement guéri.

90e Observation. — Madame Peyruse, 60 ans, à Saint-Vivien (Gironde). Gastralgie. Magnétisée généralement et par contact, application de la paume de la main sur l'épigastre; elle fut guérie séance tenante.

91e Observation. — Un enfant âgé de 2 ans, appartenant à madame Béziers, au Verdon (Gironde), était miné par les vers en même temps que par la fièvre des marais. Cet enfant fut guéri radicalement après une magnétisation générale, des frictions, un massage, l'application des deux pouces recourbés sur la partie ombilicale, les autres doigts en pointe sur les côtes.

92e Observation. — Madame Equen, 56 ans, à Lesparre (Gironde), gastralgie caractérisée par le gonflement de l'estomac, des douleurs, des crampes et des vomissements après les repas. Magnétisation générale et par contact, friction et massage, application de la paume de la main sur l'épigastre; la guérison eut lieu séance tenante.

93e Observation. — M. Rimbal, 58 ans, à Bégadan (Gironde), maladie nerveuse embrassant tout l'organisme (névrose) datant de cinq années. Magnétisation générale par des passes de contact à grands courants depuis la tête jusqu'aux pieds, massage et friction avec le pouce depuis la nuque jusqu'au bas de la colonne vertébrale; le malade fut guéri sur-le-champ.

94e Observation. — Une jeune fille de 7 ans, appartenant à madame Drouet, à Soulac-les-Bains (Gironde), atteinte d'une tumeur et de glandes très développées au cou; son visage était bouffi, et du bord de ses paupières une chassie s'écoulait. Une magnétisation par passes de contact à grand courant de la tête aux pieds, application de la paume de la main à l'épigastre; les humeurs furent ainsi entraînées vers les extrémités inférieures; elle fut complètement guérie par cette seule application.

95e Observation. — M. Muguen, 17 ans, à Lacanau (Gironde), rhumatisme articulaire, caractérisé par l'inflammation du système fibro-séreux des articulations, altération particulière du sang. Magnétisation générale par contact, friction et massage; le malade fut soulagé à l'instant et put marcher librement.

96e Observation. — M. Barreau, 30 ans, à Hourtin (Gironde), bronchite depuis six mois, caractérisée par l'inflammation des bronches, manifestée par une vive chaleur, une toux fréquente et une forte oppression. Après une magnétisation générale, l'application de la paume des mains sur le sternum et derrière les épaules au point y correspondant, des frictions et un massage du pouce depuis la nuque au bas de la colonne vertébrale, il fut guéri radicalement.

97e Observation. — Madame Barreau, 48 ans, à Hourtin (Gironde), maladie nerveuse depuis cinq années (névrose). Magnétisation générale par contact, friction et massage; elle fut guérie instantanément et radicalement.

98e Observation. — Madame Guiteau, à Hourtin (Gironde), gastrite remontant à cinq années, caractérisée par le gonflement de l'épigastre, par des tiraillements, des crampes d'estomac et des vomissements. Magnétisation générale par contact, application de la paume de la main sur l'épigastre, frictions transversales jusqu'à la pointe des côtes; la malade fut dégagée et guérie séance tenante.

99e Observation. — Mademoiselle Avril, 14 ans, à Saint-Vivien (Gironde), névralgie sous-orbitale, caractérisée par une vive douleur dans l'orbite de l'œil droit. L'œil larmoyait et la vue se troublait, s'obscurcissait même. Magnétisation générale, application du bout de l'index à la naissance du nez, frictions transversales de la paume des mains sur le front, les descendant insensiblement, sur les épaules, les bras, et jusqu'à l'extrémité des doigts; friction avec le pouce depuis la nuque jusqu'au bas de la colonne vertébrale. La jeune personne fut dégagée instantanément et ne ressentit plus la moindre douleur.

100e Observation. — Madame Comte, 39 ans, à Saint-Vivien (Gironde), atteinte, d'après plusieurs docteurs, qui ont proposé de l'opérer, d'une fistule lacrymale à l'œil gauche. Magnétisation concentrée à distance, l'index dirigé en pointe sur l'œil; le soulagement fut immédiat.

101e Observation. — Madame Comte, 53 ans, à Saint-Vivien (Gironde). Gravelle et gastrite depuis vingt ans. Magnétisation générale par contact, application de la paume de la main sur l'épigastre et sur l'abdomen, friction et massage; la malade se trouva soulagée sur-le-champ, et peu de temps après guérie complètement.

102e Observation. — Mme Biroy, 38 ans, à Gaillan (Gironde). Atteinte d'une gastrite et d'une entérite, cette dernière caractérisée par de violentes douleurs d'intestins et la turgescence du ventre, datant déjà depuis quinze années. Magnétisation par contact, application de la paume de la main sur l'abdomen et l'épigastre, frictions transversales de contact; la guérison fut obtenue séance tenante.

103e Observation. — M. Mesuret, 49 ans, à Castagnet (Gironde). Hémiplégie du côté gauche; il y avait diminution de la sensibilité et immobilité des membres du côté atteint. Une magnétisation générale et un massage produisirent un dégagement séance tenante.

104e Observation. — M. Bahomme, 36 ans, à Saint-Vivien (Gironde). Souffrait depuis plusieurs années d'une névralgie frontale et fémoro-prétibiale, la douleur dans l'aine était excessivement vive, elle s'étendait sur le devant de la cuisse, le côté interne de la jambe, la malléole interne et le dos du pied. Magnétisation générale par contact, friction et massage; la guérison fut instantanée.

105e Observation. — M. Andréau, 58 ans, à Bégadan (Gironde). Gastrite rebelle à des traitements suivis depuis trois ans, caractérisée par des crampes d'estomac, le gonflement, les vomissements; il ne gardait plus de nourriture. Une magnétisation par contact, l'application de la paume des mains sur l'épigastre, les frictions transversales amenèrent la guérison.

Jusqu'à l'année 1875, pensant pouvoir guérir les malades magnétiquement (ce que nous croyons encore), sans avoir à craindre aucune poursuite, nous ne nous étions pas inquiété de recueillir des attestations.

106e Observation. — *Enfant Eyroud.* — *8 mai 1875.*

Le 12 février 1875, le docteur Ladreit de Lacharrière, médecin en chef de l'Institution nationale des Sourds-Muets de Paris signait l'ordonnance suivante, qui permet de juger de l'état de l'enfant à cette date :

« Faire prendre à l'enfant avant chaque repas une cuillerée à soupe de sirop de phosphate de fer.

« Continuer les frictions.

« 12 janvier 1875.

« Dr Ladreit de Lacharrière. »

En mars suivant, le père nourricier de l'enfant nous adressait l'attestation suivante :

Une petite fille de trois ans était confiée à nos soins. Atteinte d'une paralysie générale qui l'empêche de se tenir debout et de faire des mouvements, elle a subi depuis un an, mais sans résultat, tous les traitements ordinaires des médecins.

Quatre séances de magnétisme opérées par M. Edard, rue des Feuillantines, et l'application de son procédé lui ont procuré une amélioration progressive des plus sensibles, que je me plais à constater et à certifier.

Signé : Eyronn,
Garde au Bois de Boulogne, chevalier de la Légion d'honneur.

Le 8 mai 1875.

Lettre de M. Roussel, architecte expert.

Paris, 17 mai 1875.

Mon cher Monsieur Édard,

J'ai l'honneur de vous adresser la fille de notre blanchisseuse, qui se trouve dans un état de maladie grave digne de vos *bons soins*. J'espère, cher Monsieur, que vous ajouterez encore un prodige à ceux, déjà si surprenants, que vous avez accomplis jusqu'alors, et je vous prie d'agréer, pour ma part, mes remerciements bien sincères pour le service personnel que vous me rendrez en guérissant cette jeune fille.

Veuillez agréer, cher Monsieur, l'assurance de mes sentiments les plus dévoués.

H. Roussel,
Architecte expert.

107e Observation. — Nous recevions la lettre suivante, le 31 juin 1875, adressée à Bordeaux :

Château de Bagatelle, le 30 juin 1875.

Mon cher monsieur Edard,

Depuis que je vous ai vu, il s'est opéré un sensible changement dans ma position du bras et la main n'est plus enflée. Je remue les doigts assez facilement. Mais je ne puis pas encore approcher ma main de la tête. Je fais à peu près les autres mouvements ; la brosse, depuis deux jours, joue un grand rôle et très bienfaisant pour mes bras. Je la tiens dans ma main. Je fais déplacer la douleur presque à volonté. J'espère la faire éloigner tout à fait avec du temps et surtout si vous revenez bientôt.

J'oubliais de vous dire que je suis allée chez M. le docteur Huguet, rue Basse-du-Rempart ; on m'a donné les soins ordinaires. L'appétit est un peu meilleur, mais ce n'est pas encore l'appétit d'une convalescente. J'espère que cela reviendra avec le temps.

Je dors bien. Je me promène, mais le temps n'est pas beau. C'est gênant quand il faut rester toute une journée à voir tomber la pluie.

Remarquez bien que je vous écris avec ma main malade. Je crois que vous pourrez me lire.

Je vous adresse, Monsieur, tous mes vœux et mes meilleurs compliments. Je souhaite vous revoir bientôt.

Adèle-C.-F. Martelet.

108e Observation. — Je soussigné, Raux, Charles, entrepreneur de menuiserie, demeurant à Paris, rue Berthollet, 4.

Déclare par la présente et en toute sincérité, qu'en 1863, alors âgé de trente-trois ans, je fus atteint d'une fièvre intermitente contre laquelle tous les spécifiques de la médecine officielle ont échoué. La quantité de pilules de quinine que l'on m'avait fait prendre m'avait, je crois, empoisonné. Ces doses m'avaient occasionné des tremblements nerveux, des éblouissements fréquents et des bourdonnements d'oreilles continuels; j'étais dans ce triste état depuis douze ans.

Au mois de mars 1875, je m'adressai à M. Édard, professeur d'électro-magnétisme curatif. Je me soumis à son traitement particulier; il me fit faire usage de sa brosse électro-magnétique, des semelles, des bracelets et d'une ceinture lombagique.

La première friction que je me fis avec la brosse électro-magnétique m'enleva cette mauvaise fièvre que j'avais depuis douze ans et ne l'ai jamais plus eue depuis.

Cette brosse, appliquée sous la plante des pieds pendant la nuit, me faisait suer extraordinairement, à percer draps et matelas; elle me chauffait tellement que je ne pouvais en supporter l'application toute la nuit.

Les semelles dans mes chaussures, dans la journée, produisaient les mêmes effets de chaleur et me faisaient suer les pieds à falloir changer de chaussettes plusieurs fois par jour.

La ceinture autour des reins me produisait une sensation froide en l'appliquant, et, quelques minutes après, je ressentai la chaleur se dégager, me fortifier les reins, tout en me faisant beaucoup suer. Grâce aux appareils de M. Édard, je suis aujourd'hui radicalement guéri.

En foi de quoi, je délivre la présente attestation à

M. Édard, pour s'en servir partout où besoin sera.

Paris, le 24 juillet 1875.
Rue Berthollet, 4.

Signé : Raux

Vu pour certification matérielle de la signature Raux :

Paris, le 24 juillet 1875.

Le commissaire de police,

Rousseau.

Ve arrondissement de Paris.

109e Observation. — Je soussignée, Joséphine-Élie Haudrechy, épouse Raux, 4, rue Berthollet, à Paris.

Agée de 45 ans, atteinte d'une entérite (inflammation d'intestins) depuis vingt et un ans, déclare que j'ai subi toute sorte de traitements de la médecine officielle, sans jamais obtenir le moindre soulagement. Je souffrais également de la poitrine et des reins, depuis une couche par le forceps en 1870. Les médecins m'avaient assuré que mes douleurs résultaient du lait répandu dans tout mon corps, et m'ont fait prendre une infinité de remèdes qui n'ont fait qu'aggraver mon mal.

Le 20 janvier dernier, je fus trouver M. Édard, professeur d'électro-magnétisme curatif ; il me conseilla de faire usage de ses appareils électro-magnétiques, une brosse et une paire de semelles. Dès la première application, je ressentis une forte chaleur s'en dégager et en éprouvai un bien-être général, et, peu de jours après, je me trouvai radicalement guérie.

Dans l'intérêt de la vérité et de tous ceux qui souffrent, je déclare dans mon opinion concienciense que les appareils de M. Édard méritent d'être universellement connus.

En foi de quoi, je délivre la présente attestation à M. Édard pour s'en servir partout où besoin sera.

Fait à Paris, le 24 juillet 1875.

Joséphine Raux, née Haudrechy,
4, rue Berthollet, Paris.

Vu pour certification matérielle de la signature femme Raux :

Le commissaire de police,
Rousseau.
Ve arrondissement de Paris.

110e Observation. — Je soussignée Zénaïde Maynier, femme Colin, au château de Bagatelle (chez sir Richard Wallace).

Déclare en toute sincérité que, le mois de mars dernier, j'étais atteinte d'un refroidissement et d'un lombago qui me faisaient tenir le corps penché en avant; il m'était impossible de me redresser; en outre, je me sentais des douleurs dans tout le corps, un affaissement général, avec des maux de tête et des envies de vomir.

Le 1er avril dernier, je me fis conduire chez M. Édard, 80, rue des Feuillantines, à Paris; ce Monsieur me conseilla de faire usage de ses appareils électro-magnétiques. Il me remit une de ses brosses ou frictionneurs. Je m'en frictionnai le soir même et la tins sous la plante des pieds, pendant la nuit suivante; je me trouvai soulagée immédiatement, et le lendemain matin je pus me tenir droite comme d'habitude ; toutes mes douleurs disparurent complètement dans trois jours. Depuis lors, je ne me suis jamais mieux portée, et n'ai plus eu la plus petite indisposition.

En me couchant, je place toujours la brosse à la plante des pieds, je ressens aussitôt une douce chaleur s'en dégager, augmentant graduellement jusqu'à provoquer une abondante transpiration qui m'oblige à changer de linge. Après cela, je me trouve tout à fait à mon aise.

Je me fais un devoir de délivrer cette attestation à M. Edard, pour s'en servir partout où besoin sera.

Fait au Château de Bagatelle, le 25 juillet 1875.

Zénaïde Meynier, femme Colin.

Vu pour légalisation de la signature de Mme Colin, apposée ci-dessus :

Neuilly (Seine), 19 août 1875.

Le Maire,
V. Daix.

111e Observation.— Je soussignée femme Rose Meylan, âgée de 47 ans, demeurant à Paris, rue Vauquelin, n° 4.

Déclare en toute sincérité être tombée malade d'une anémie, il y a une dizaine d'années ; très souffrante, j'eus encore le choléra en 1866. Portée à l'hôpital Saint-Antoine, je fus presque ensevelie vivante par suite de léthargie. Je quittai cependant l'hôpital et, pendant les années qui suivirent, je ne ressentis plus qu'une grande faiblesse, puis des douleurs intolérables dans les reins. C'est seulement en 1872 que je consentis à me faire *magnétiser* par M. Édard ; j'avais eu recours avant à bien des médecins qui, malgré leurs soins bienveillants, m'avaient totalement abandonnée sur les derniers temps, car je pouvais à peine me tenir debout. C'est pourquoi je crois tenir ma guérison de M. Édard, car à la première séance que j'eus au mois de février 1872, je me trouvai soulagée. Je perdis dans la nuit qui suivit mon premier jour de traitement, une quantité incroyable de sang, ce qui avait été totalement supprimé depuis plusieurs mois. Je continuai à me faire magnétiser pendant dix-sept jours de suite ; je sentais mes forces augmenter tous les jours, l'appétit me revenir, et je suis persuadée que je dois l'existence au traitement de M. Edard. Beaucoup de personnes m'ont vue dans l'état où j'étais réduite et beaucoup pourraient attester que ma guérison les a surprises autant qu'elle me semblait impossible à moi-même.

A l'heure actuelle, je me porte bien et déclare hautement, et je rends hommage à la vérité, que ma vie et ma santé (Dieu l'a voulu) sont dues à M. Édard.

En foi de quoi, je délivre la présente attestation pour servir à ce que de droit et partout où besoin sera.

Fait de bonne foi à Paris, le 21 juillet 1875.

Signé : R. MEYLAN.

Vu pour certification mctérielle de la signature de la veuve Meylan.

Paris, le 28 juillet 1875.

Le commissaire de police,
ROUSSEAU,
Ve arrondissement de Paris.

112e Observation. — Je soussigné Delompré, mécanicien, âgé de 40 ans, demeurant à Paris, rue Lhomont, 54,

Déclare en toute sincérité que j'étais atteint depuis longtemps de douleurs rhumatismales, principalement dans les bras et les épaules ; en outre, de graves indispositions d'estomac, des maux de tête et des envies de vomir. De temps en temps ma figure était pleine de gros boutons. J'ai fait beaucoup de remèdes, qui m'avaient été indiqués par des médecins (remèdes soi-disant dépuratifs) sans jamais obtenir de soulagement.

Dans cet état, les premiers jours de mars 1875, *je me suis muni d'une plaque électro-magnétique de M. Edard*, et j'en ai fait usage selon qu'il me l'a indiqué, c'est-à-dire de me frictionner en descendant sur la peau, depuis les épaules au bas des mains, de la nuque au bas de la colonne vertébrale et en descendant jusqu'aux talons et depuis la gorge à la pointe des pieds.

Je déclare, en outre, qu'à la première application que j'en ai fait, toutes mes douleurs ont été enlevées et je n'ai plus rien ressenti depuis. Je la tenais le soir à mes pieds et aussitôt que mes pieds reposaient dessus, je ressentais une vive chaleur courir dans mes veines et me provoquer une abondante transpiration.

Cette plaque-frictionneur électro-magnétique a une action extraordinaire sur la circulation du sang. Non seulement elle m'a guéri de mes douleurs rhumatismales, mais encore de toutes mes indispositions. Maintenant je mange bien, je dors bien et me trouve depuis lors dans l'état le plus normal.

En conséquence, pour rendre hommage à la vérité et dans l'intérêt de l'humanité souffrante, je dis, d'après les bons effets produits sur moi, que les appareils de M. Edard méritent d'être universellement connus.

En foi de quoi, je délivre la présente attestation à M. Édard, pour s'en servir partout où besoin sera.

Fait de bonne foi à Paris, le 28 juillet 1875.

Signé : Delompré.

Vu pour certification de la signature Delompré.

Le commissaire de police
du Ve arrondissement de Paris,
Rousseau.

113ᵉ Observation. — Je soussigné Marie-Émélie Michel, rentière, 20, rue de Lubek, à Chaillot (Paris), âgée de 30 ans,

Déclare être tombée malade en l'année 1869, d'une maladie d'estomac, dont je suis restée faible et languissante durant cinq ans. Pendant cet espace de temps, j'ai suivi, sans éprouver de soulagement sensible, les régimes de divers docteurs et médecins homéopathes. Enfin, après ma dernière maladie, causée par un refroidissement, je suis allée chez M. Édard pour me soumettre à sont traitement électro-magnétique ; je me suis servie régulièrement de sa *Brosse ou Frictionneur électro-magnétique*, de ses semelles et de sa ceinture, de la manière dont M. Édard me l'avait prescrit. J'atteste que, depuis le premier jour que j'ai fait usage de ces différents appareils, j'ai éprouvé un soulagement graduellement sensible pour arriver peu à peu à une guérison radicale, et ce dans l'espace de deux mois.

A mon avis, les appareils *électro-magnétiques de M. Edard* méritent d'être universellement connus dans l'intérêt de l'humanité souffrante.

Honneur à M. Édard pour être l'auteur d'un pareil bienfait.

Dans mon opinion consciencieuse, je le reconnais digne de la plus belle récompense.

En foi de quoi, je délivre la présente attestation pour servir à ce que de droit et partout où besoin sera.

Fait à Paris, le 29 juillet 1875.

Signé : Marie MICHEL.

Vu pour certification matérielle de la signature de la demoiselle Marie Michel.

Paris, le 30 juillet 1875.

Le commissaire de police du XVIe arrondissement de Paris.

114e OBSERVATION. — Je soussigné Girardot, fabricant de brosses, demeurant à Paris, rue du Temple, 92, âgé de 45 ans.

Déclare que le 15 décembre 1874, j'ai été atteint d'un rhumatisme articulaire goutteux et noueux, et que j'étais dans un état entièrement perclus ; j'avais deux nœuds à chaque avant-bras de la grosseur d'un œuf de pigeon ; il m'était impossible de me servir de mes bras pour faire quoi que ce soit, pas même fermer les mains ; je pouvais à peine marcher dans ma chambre, mes reins étaient excessivement faibles, et les articulations très enflées. J'avais aussi de grandes défaillances. Je ne pouvais plus manger, ni boire, ni dormir.

C'est dans cet état que je fus mis en rapport avec M. Edard, rue des Feuillantines, 80, à Paris. Je me soumis à son traitement électro-magnétique, le 25 janvier 1875, et séance tenante (en présence du docteur Crimotel et du baron Du Potet), il me fit opérer des mouvements de bras sans trop me faire souffrir, ce qu'il m'aurait été impossible de faire par aucun autre moyen ; il me fit croiser les mains derrière la tête, alors qu'il m'était impossible de les croiser devant la poitrine. Je me munis de ses appareils électro-magnétiques : pile sèche ou frictionneur, semelles, bracelets et ceinture lombagique de son invention.

Ces appareils produisirent sur moi les résultats suivants : La friction de la pile sèche sur tout mon corps me pénétrait d'une douce chaleur dans tous les muscles, et m'enleva du premier coup toutes mes douleurs articulaires ; appliquée sous la plante des pieds pendant la nuit, elle me faisait suer extraordinairement.

Les nœuds que j'avais aux avant-bras disparurent promptement sous l'action des bracelets que j'y posais dessus, dans deux fois vingt-quatre heures, il n'en resta plus traces ; mes bras furent complètement dégagés.

Les semelles dans mes chaussures dégageaient une chaleur si vive qu'elles me sensibilisaient les pieds au point d'être obligé de les retirer par intervalle.

La ceinture produisit le même effet de chaleur et me tenait continuellement en nage.

Je déclare donc et en toute sincérité que les appareils

de M. Edard m'ont radicalement guéri. Aussi, dans l'intérêt de tous ceux qui souffrent, de ceux surtout qui sont affligés de pareille infirmité, dans mon opinion consciencieuse, je dis que les appareils électro-magnétiques de M. Edard méritent d'être universellement connus, ce que je souhaite. Honneur à M. Édard, il est digne des plus belles récompenses.

En foi de quoi, je lui délivre la présente attestation pour s'en servir partout où besoin sera.

Fait de bonne foi à Paris, le 30 juillet 1875.

Signé : GIRARDOT.

115ᵉ OBSERVATION. — Je soussigné, Edmond Pouthier, négociant en vins, demeurant à Saint-Mandé, rue de Bérulle, nº 10; Eléonore-Louise Huubin, femme Pouthier, demeurant ensemble, au dit Saint-Mandé, et anciennement, rue des Feuillantines, à Paris.

Déclarons, qu'après plusieurs expériences faites devant nous par M. Edard, nous nous sommes décidés à faire emploi d'une pile sèche en liège en forme de brique, dont nous nous sommes servis pour nous frictionner. Mme Pouthier a obtenu en outre d'excellents résultats par ce frictionnement pour des douleurs aux épaules et aux jambes; depuis elle ne souffre presque plus et le déclare, ainsi que notre fils aîné, Jules Pouthier, qui, ayant la fièvre et de forts maux de tête, a été guéri par l'application aux pieds de cette brique pendant les mois de juin et juillet 1875.

Pour mon compte, j'ai obtenu par le frictionnement, de bons résultats pour une paralysie partielle du côté gauche de la face; nous déclarons cette brique électro-magnétique comme bonne et pouvant rendre de grands services dans beaucoup de maladies.

Nous remercions beaucoup M. Edard des soins qu'il a bien voulu nous donner, et nous déclarons ici hautement qu'il n'a voulu recevoir aucun salaire d'aucune espèce; nous déclarons en outre que M. Edard mérite l'appui nécessaire pour son Electro-magnétisme, qui procurerait un grand soulagement et la guérison dans la plupart des maladies.

Nous lui délivrons la présente attestation pour valoir et servir ce que de droit et partout où besoin sera.

Nous déclarons en outre, que M. Hembin, 15, rue Mathie, à la Villette, s'est servi de la Brique électro-magnétique, pour ses douleurs articulaires aux cuisses et aux jambes, qui l'empêchaient de marcher. Depuis, il marche et va bien.

Saint-Mandé, le 30 Juillet, 1875.

Signé : E. POUTHIER, femme POUTHIER.

Vu pour pour certification matérielle de la signature de M. et Mme Pouthier.

Le commissaire de police
du Ve arrondissement de Paris,
ROUSSEAU.

110e OBSERVATION. — Je soussigné, demoiselle Noémie de Rigault, demeurant à Paris, au couvent de l'Enfant-Jésus, impasse des Vignes, n° 3.

Déclare et certifie en toute sincérité, que j'étais

atteinte d'un rhumatisme articulaire depuis dix ans, et que depuis deux ans surtout je souffrais de douleurs intolérables. Je ne pouvais plus me servir de mes bras, il m'était impossible de pouvoir tourner la main à la ceinture, je ne pouvais ni me chausser ni me coiffer.

Dans cet état, les premiers jours de février 1874, je me soumis à l'action magnétique de M. Edard, rue des Feuillantines, n° 80, à Paris.

Il me massa, et je déclare qu'il m'enleva les douleurs séance tenante, j'ai pu passer une main derrière mon dos, et les croiser derrière ma tête. M. Edard m'a appliqué dix magnétisations successives, et à chaque fois j'éprouvais un grand soulagement; à la dixième séance, je me trouvais dans mon état normal. C'est à M. Edard que je dois la guérison de mon infirmité chronique qui, jusqu'alors, était restée rebelle à tous les traitements thérapeutiques.

En foi de quoi, je délivre la présente attestation pour servir ce que de droit et partout où besoin sera.

Paris, le 31 juillet 1875.

Signé : Noémie De Rigault.

Vu pour certification matérielle de la signature Noémie de Rigault.

Le commissaire de police
du V° arrondissement de Paris.
Rousseau.

117° Observation. — Je soussignée Adèle Martellet, demeurant à Paris, rue de Montaigne, 27.

Déclare être tombée malade le 21 mai 1875, atteinte

d'une affection anémique, caractérisée par les symptômes d'affaiblissement et de décoloration, me tenant alitée par inertie complète, ne pouvant plus manger, ni boire, ni dormir.

D'après l'auscultation de M. le docteur Huguet, de la Faculté de Paris, ancien interne des hôpitaux, j'étais atteinte d'une anasarque (hydropisie), caractérisée par des tuméfactions partielles, m'ayant attaqué les extrémités inférieures et avait gagné plus particulièrement le côté droit, manifestée par une enflure monstrueuse du bras droit jusqu'à l'extrémité des doigts ; il m'était de toute impossibilité de faire le moindre mouvement.

Je me suis servie de la plaque de liège dite Pile sèche ou Frictionneur électro-magnétique, *de M. Edard.* Les bons effets se sont produits immédiatement. l'enflure a diminué chaque jour ; et chaque jour je pliais mon bras un peu plus. La douleur surtout apaisée, j'ai pu dormir la nuit même, rester levée le lendemain toute la journée, tandis qu'auparavant il m'était impossible de faire le moindre mouvement dans le lit.

En me servant du Frictionneur électro-magnétique, je déplaçais la douleur et finissais par la faire disparaître, et enfin je me suis guérie radicalement dans peu de jours.

Je ne voudrais pour rien au monde me séparer de mon frictionneur.

En faisant cette déclaration, je reste bien au-dessous de l'éloge que j'en pourrais faire.

Aussi, pour rendre hommage à la vérité, et dans l'intérêt de l'humanité souffrante, les appareils de

M. Edard méritent d'être universellement connus. Je dis honneur à lui pour être l'auteur d'un pareil bienfait. Dans mon opinion consciencieuse, M. Edard est digne de la plus haute récompense.

En foi de quoi, je délivre la présente attestation pour s'en servir partout où besoin sera.

Paris, le 2 août 1875.

Signé : Adèle Martellet.

Vu pour attestation de la signature de la dame Adèle Martellet apposée ci-dessus.

Paris, le 5 août 1875.

Le commissaire de police
du VIIIe arrondissement de Paris

118e Observation. — Ayant entendu apprécier avantageusement les appareils brevetés de M. Edard, je suivis son traitement électro-magnétique, lorsque je fus pris par l'extrémité du doigt majeur de la main gauche d'un engourdissement (hémiplégie) qui gagnait le bras et une partie de la tête.

Dès le premier jour, ce traitement me causa un grand soulagement, je recouvrais le sommeil que j'avais complètement perdu; après huit jours, je me trouvais rétabli. L'effet produit chez moi par les appareils de M. Edard (semelles et brosse) est une chaleur douce d'abord, plus forte ensuite, qui amène une sueur abondante et ranime la circulation.

Je dois le rétablissement de ma santé au traitement de M. Edard. Je me trouve tellement bien de l'usage des dits appareils, que je me propose de ne le point cesser.

Paris, le 3 août 1875.

Signé : Turlin, avenue Bosquet, 45, à Paris.

Vu pour certification matérielle de la signature de M. Turlin apposée ci-dessus.

Paris, le 5 août 1876.

Le commissaire de police
du VIIe arrondissemént de Paris.

119e Observation. — Je soussigné, Colin, garde au château de Bagatelle.

Certifie que m'étant servi de la Brosse électro-magnétique de M. Edard, rue des Feuillantines, 80, à Paris, pour différentes maladies, entre autres, pour fièvre intermittente, datant de plusieurs années, et de douleurs spasmodiques naissantes, cet appareil m'a rendu la santé aussi bonne qu'il soit possible de l'obtenir.

En se frictionnant avec cette brosse électro-magnétique, la circulation se rétablit. En la plaçant aux pieds, la nuit, on ressent d'abord une chaleur douce qui provoque la transpiration bienfaisante. Ces effets, je les ai ressentis et appréciés.

En conséquence, je déclare hautement que ces appareils sont appelés à rendre de grands services à l'humanité souffrante.

En foi de quoi, je délivre la présente attestation et dans la plus sincère vérité.

Fait au château de Bagatelle, le 4 août 1875.

Signé : Colin.

Vu pour la légalisation de la signature de M. Colin apposée ci-dessus.

Neuilly, Suresnes (Seine), le 10 août 1875

Le Maire de Suresnes,

V. Daix.

120e Observation. — Je soussigné Onfray, propriétaire, demeurant à Paris, rue Damennes, n° 5.

Atteint d'un rhumatisme articulaire goutteux depuis dix ans, caractérisé par des enflures aux pieds et des grosseurs sur le côté du gros doigt des pieds, me rendant impossible de marcher, après plusieurs visites de médecins, sans résultat.

Retenu au lit depuis vingt-cinq jours, je me suis fait conduire en voiture chez M. Edard, rue des Feuillantines, le 31 mai 1875, pour me soumettre à son traitement électro-magnétique.

J'atteste en toute sincérité, qu'après m'être frictionné avec sa plaque électro-magnétique dite *pile sèche*, et semelles de liège, j'ai été en trois jours capable de marcher, et depuis ce temps, je ne ressens aucune souffrance.

En foi de quoi, je délivre la présente attestation, pour servir ce que de droit et partout où besoin sera.

Fait de bonne foi à Paris, le 29 juillet 1875,

Signé : L. ONFRAY.

Vu pour certification matérielle de la signature de M. L. Onfray, apposée ci-dessus.

Paris, le 5 août 1875.

Le commissaire de police
du XIIIe arrondissement de Paris.

121ᵉ OBSERVATION. — Je soussigné, Perrin, gardien de la Paix, rue de la Butte-aux-Cailles, n° 2, à Paris,

Déclare que ma petite fille, âgée de trois ans, était aveugle d'une amaurose depuis l'âge de huit mois. Elle a été traitée par divers docteurs et oculistes de Paris ; elle a absorbé toutes sortes de remèdes qui n'ont produit aucun bon effet. En outre de cela, elle avait beaucoup d'humeur. Elle était toujours enflée du ventre, des cuisses, des jambes et sa figure était bouffie ; elle se plaignait constamment et ne pouvait point dormir.

Dans cet état, le 23 mars 1875, je la portai chez M. Édard, rue des Feuillantines, 80, à Paris. Après l'avoir examinée, il me dit qu'elle était atteinte de trois hydropisies ; la première dite arcite ou abdominale, la deuxième anasarque et la troisième hydrocéphale (du cerveau); il me dit que cette dernière lui avait fait perdre la vue, que l'œil gauche était entièrement perdu, mais qu'il croyait lui rendre la vue à l'œil droit qui était recouvert d'une tache blanche de la grosseur d'une lentille. Il la magnétisa aussitôt devant plusieurs personnes qui étaient présentes à la séance. En moins de cinq minutes, elle fut plongée dans un profond sommeil. Il la massa de la tête aux pieds, puis il lui frictionna fortement les yeux avec les pouces, et puis la réveilla séance tenante; je viens le dire, à mon grand étonnement, comme à celui des personnes présentes qui peuvent en témoigner, la vue lui fut rendue instantanément; à son réveil, elle distinguait tous les objets.

Je me munis des appareils de M. Edard : pile sèche ou frictionneur électro-magnétique, et je lui opérai le soir même des frictions descendantes sur tout le corps. Huit jours plus tard, il ne restait plus trace d'enflure. L'hydropisie fut entièrement détruite, et se trouve depuis dans l'état le plus normal; la tache de l'œil s'est complètement effacée, et l'œil est aussi clair que s'il n'y avait jamais rien eu.

En présence d'un phénomène aussi prodigieux, et pour rendre hommage à la vérité, je déclare que le traitement de M. Édard a rendu la vue instantanément à ma fille aveugle depuis trois ans, et que l'usage de ses appareils électro-magnétiques l'a radicalement guérie de toutes ses autres maladies.

Dans l'intérêt de l'humanité souffrante, dans mon opinion consciencieuse, d'après des résultats aussi merveilleux dont je suis témoin, les appareils de M. Édard méritent d'être universellement connus; honneur à lui pour être l'auteur d'un pareil bienfait, il mérite la plus haute récompense.

En foi de quoi, je délivre la présente attestation

pour en faire ce que de droit et s'en servir partout où besoin sera.

Fait à Paris, le 4 août 1875.

Signé : Perrin,
gardien de la paix.

Vu pour certification matérielle de la signature du sieur Perrin.

Paris, le 5 août 1875.

Le commissaire du XIIIe *arrondissement de Paris.*

122e Observation. — Je soussigné, Keisser, Henri, employé à l'administration générale de l'Assistance publique, demeurant à Paris, boulevard Saint-Marcel, n° 6,

Déclare que, depuis dix ans, je souffrais d'une paralysie de tout le côté gauche du corps, survenue à la suite d'un coup de soleil sur la tête que j'ai reçu dans la mer Rouge, par une chaleur de 50° centigrades, ayant déterminé une apoplexie cérébrale.

Depuis cet accident qui nécessita ma réforme du service militaire, plusieurs médecins épuisèrent sur moi les ressources ordinaires de la science en pareil cas et surtout l'électricité médicale sous toutes ses formes jusqu'ici en usage (faradisation, courants continus, etc.). Tous ces traitements qui ont épuisé mes petites ressources ont aussi délabré ma santé générale sans amener grands résultats, car ma jambe et mon bras gauche, et les dernières applications des courants continus, qui m'ont été cependant faites par un spécialiste célèbre, m'ont occasionné de violents maux de tête et ont même produit, au point d'application, d'énormes brûlures, dont on peut voir encore les cicatrices sur plusieurs parties de mon corps.

Je commençais à désespérer de jamais me servir de mon bras gauche et de pouvoir marcher facilement, lorsqu'un de mes amis, lié avec M. Edard, me parla de ses remarquables travaux sur l'électro-magnétisme ; il dit tant de bien de l'homme et de ses découvertes que je le priai instamment de me mettre en rapport avec M. Édard.

Dès les premiers jours que je me servis des bracelets et des semelles électro-magnétiques, ainsi que de la plaque Édard, je ressentis un mieux vraiment étonnant. Il y a aujourd'hui à peine quinze jours que je me suis confié à ce savant aussi modeste que supérieur, et déjà je marche beaucoup mieux, et je fais facilement avec mon bras et ma main gauche des mouvements que je n'aurais jamais pu faire; les semelles, que je ne quitte plus, ont amené aux extrémités inférieures, toujours froides jusque-là, une chaleur bienfaisante et persistante qui me fait le plus grand bien. Je n'ai pas ressenti de moins bons effets des frictions faites au moyen de la plaque électro-magnétique, qui a une action puissante sur la circulation du sang et qui ramène immédiatement, partout où elle passe, la chaleur et la vie.

J'ai la ferme conviction qu'en persistant quelque temps dans ce traitement salutaire, j'obtiendrai enfin une guérison d'une maladie qui faisait mon désespoir et qui a découragé des médecins qu'on s'accorde à regarder comme les premiers de la science; j'en aurai une reconnaissance éternelle à M. Édard pour ses soins dévoués et tout désintéressés.

D'après les effets si prompts et si remarquables que m'ont produit ses appareils électro-magnétiques, et d'après plusieurs guérisons radicales et vraiment prodigieuses que j'ai été à même d'observer sur plusieurs malades, j'affirme ici hautement que M. Edard peut rendre, avec ses découvertes, d'immenses services à l'humanité souffrante, si on lui laisse toute liberté d'action pour en répandre les bons effets, et je me fais un devoir de lui remettre la présente attestation.

Paris, le 4 août 1875.

Signé : H. KEISSER.

Vu pour certification matérielle de la signature de M. Keisser apposée ci-dessus.

Aubervilliers, le 5 août 1875.

Le commissaire de police du Ve arrondissement de Paris, quartier du Jardin des Plantes.

123e OBSERVATION. — Je soussigné, Antoine Job, âgé de 50 ans, employé mécanicien chez M. Léon, propriétaire, conseiller général de la Gironde, résidant à sa propriété du Flamand.

Déclare et atteste en toute sincérité que je suis tombé infirme le 21 avril 1875, que toutes mes extrémités étaient très enflées avec des douleurs atroces et ne pouvais faire un seul pas qu'au moyen de crosses et avec beaucoup de difficulté.

Le 29 avril, je fus transporté à l'hôpital de Lesparre (Médoc). Le médecin de cet hôpital m'appliqua successivement cinq vésicatoires, me fit prendre des pilules en quantité, dont je ne connais pas le nom, et des verres, d'autres remèdes soi-disant calmants qui n'ont fait qu'aggraver mon mal, de la suite desquels j'étais empoisonné.

Ce médecin, M. T***, déclara à une personne de l'hôpital ne plus savoir quoi me faire, dit qu'il voulait aller consulter les médecins de Bordeaux et m'avait défendu de me lever du lit.

Le 28 juin, des personnes charitables de Hourtin, venant me voir à l'hôpital, m'apprirent que M. Edard était à Lesparre. On me fit sortir de l'hôpital pour me soumettre à son action magnétique : on me transporta près de lui. Je le priai de me soulager ainsi que d'autres personnes malades qui l'en suppliaient ; il nous répondit qu'il ne le pouvait en ce moment. Nous fûmes désespérés de cette réponse.

Sachant qu'il devait aller à Hourtin, le 1er juillet, je fus transporté dans cet endroit ; on le supplia à nouveau de me soulager ; j'étais assis sur une chaise dans la cuisine de M. Plantey, en présence de ce dernier, de sa femme, de MM. Maintrosse et autres personnes. *Il me passa ses mains dessus et il les descendit sur mes cuisses jusqu'à l'extrémité de mes pieds*, et aussitôt il me dit : « Levez-vous et marchez sans aide ni appuis et ne touchez plus à vos crosses. » Je déclare et atteste en toute vérité que je me suis aussitôt levé sans douleur, et que j'ai marché toute la journée sans crosses, à l'aide seulement d'un bâton dans le village de Hourtin, et dont tout le monde de cet endroit est témoin de ce merveilleux résultat.

Depuis lors, je dors bien, je mange bien, je marche bien sans crosses ni bâton et sans douleur ; c'est à M. Édard que je dois ma santé et ma vie.

En foi de quoi, je délivre la présente attestation pour servir ce que de droit et partout où besoin sera.

Fait à Hourtin, le 9 août 1875.

Signé : JOB ANTOINE.

Vu pour la légalisation de la signature du sieur Job.

Le maire de Hourtin,
GOURDON.

124ᵉ OBSERVATION. — Les soussignés déclarent et attestent en toute sincérité que, le 3 juillet dernier, le sieur Job Antoine fut transporté de l'hôpital de Lesparre chez le sieur Plantey, forgeron à Hourtin, pour être soumis à l'examen de M. Edard.

Le sieur Job ne pouvait faire un seul pas qu'à l'aide de crosses et avec de grandes difficultés, il souffrait horriblement. M. Édard, en notre présence, le soumit à son action magnétique durant une demi-heure environ; après quoi, M. Édard dit à Job : « Maintenant, laissez vos crosses, levez-vous et marchez. » Le sieur Job craignait de se lever ; mais, sur une nouvelle invitation de la part de M. Édard, il se leva et marcha, et il s'est promené toute la journée à l'aide d'un bâton seulement.

Ont signé :

MAINTROSSE,
PLANTEY,
GANTEAU,
Magdelaine JEANTEAU, femme PLANTEY.

Vu pour légalisation des signatures ci-dessus :

Hourtin, le 10 août 1875.

Le maire de Hourtin,
GOURDON.

125° Observation. — Je soussigné certifie que, le 2 juillet, passant devant la maison du sieur Plantey, j'ai trouvé devant la porte le sieur Job ; je lui demandai comment il se trouvait depuis que M. Édard l'avait traité. Il me répondit : « Je me trouve beaucoup mieux. »

Je certifie l'avoir vu marcher toute la journée, se promenant sur la place publique.

Signé : Maintrosse.

126° Observation. — Le sieur Dechelle, courrier de Lesparre à Hourtin, certifie que le 1er juillet, il a transporté à Hourtin, le nommé Job, Antoine, lequel ne pouvait marcher qu'à l'aide de crosses et encore très difficilement. Il déclare l'avoir vu le lendemain se promener sur la place de Hourtin avec un bâton seulement.

Signé : E. Deschelle.

127° Observation. — Le 2 juillet dernier, surpris de voir le sieur Job se promener sur la place de Hourtin, je m'approchai de lui et lui demandai : M. Edard vous a guéri ?.. Il me répondit : Je ne suis pas encore bien guéri, mais je suis beaucoup soulagé, je marche aujourd'hui sans crosses !

Je certifie ma déclaration véritable et sincère.

Signé : Dihnat.

128° Observation. — Le 2 juillet dernier, j'ai été chez Plantey, forgeron, j'y ai trouvé le sieur Job qui s'y promenait avec un bâton. Et les crosses lui demandai-je? M. Edard vient de me les faire quitter, me répondit-il, je n'en ai plus besoin.

Je certifie ma déclaration.

Signé : T. Lusseyran.

Vu pour légalisation des signatures apposées ci-dessus.

Hourtin, le 10 août 1875.

Le Maire de Hourtin,
Gourdon.

129e Observation. — Je soussignée, Madame veuve Masson, boulangère, rue de Passy, n° 46, à Passy-Paris, âgée de 46 ans,

Déclare et atteste en toute sincérité que je suis tombée malade, je me trouvais dans un état d'affaissement général, de maux de tête violents, pas d'appétit, insomnie complète, et suppression d'époques périodiques.

Le 20 juin, je m'adressai à M. Edard pour me soumettre à son traitement magnétique et électro-magnétique. Il me remit une de ses brosses électro-magnétiques et des semelles du même genre. En me frictionnant avec la brosse, je ressentis une vive chaleur me pénétrer, et mon malaise disparut dès la première friction; la nuit, placée à mes pieds, dans le lit, je ressentais également une vive chaleur s'en dégager et me provoquer une abondante transpiration, il en résultait un bien-être général.

Les semelles dans mes chaussures pendant le jour me chauffaient énormément les pieds, me les sensibilisaient.

Depuis que je j'ai fait usage des appareils de M. Edard (brosse et semelles), je mange avec goût et bon appétit, je dors également bien, mes époques sont revenues, je ne me sens plus aucun malaise, tandis qu'auparavant, j'avais essayé toute sorte de remèdes de la médecine officielle, sans obtenir le moindre soulagement.

C'est aux appareils de M. Edard que je dois ma guérison et ma santé, ils méritent d'être universellement connus.

En foi de quoi, je déclare la présente attestation à M. Edard, pour en faire ce que de droit et partout où besoin sera.

Fait à Passy, le 18 août 1875.

Signé : Vve Masson.

Boulangerie néo-viennoise, rue de Passy, n° 46.

Vu par le Maire du XVIe arrondissement de Paris.

Pour attestation de la signature de Madame veuve Masson apposée ci-dessus.

Paris le 23 août 1875.

Pour le Maire : L. Coste, *adj.*

130e Observation. — Je soussignée Olympe Chardot, âgée de 24 ans, demeurant à Paris, rue de Ponthieu, n° 3,

Déclare et atteste que le 4 septembre 1870, j'ai eu la fièvre typhoïde, qui m'a duré deux mois, y compris la convalescence. Durant cette maladie, j'ai pris comme médicaments : du colchique, du quinine, du sirop ferrugineux *Dussart* et autres.

A la suite de la fièvre typhoïde, j'ai eu des douleurs articulaires les plus compliquées qui m'ont duré quelque temps. Depuis cette maladie je n'ai jamais recouvré mes forces, j'ai eu les pâles couleurs, des palpitations de cœur, et des pertes blanches en masse. Les médecins m'ont ordonné de prendre du phosphate de chaux, et des paquets de soufre, du vin de quinquina, etc.

Tous ces remèdes n'aboutissaient qu'à me rendre plus malade. Depuis un an je n'ai plus fait usage d'aucun médicament.

Le mois de juin dernier, je fis usage des appareils Electro-magnétiques de M. Edard (frictionneur et semelles).

Je m'en frictionne matin et soir sur toute la surface du corps. Cette brosse frictionneur, mise aux pieds pendant la nuit, développait une vive chaleur et me provoquait une abondante transpiration. Les semelles dans mes chaussures pendant la journée, me chauffaient très fortement les pieds.

Je déclare en outre, que, du jour ou j'ai fait usage des appareils électro-magnétiques, ma leucorrhée a disparu et je n'en ai plus vu trace depuis.

Je certifie en toute sincérité que c'est à M. Edard que je dois le rétablissement complet de ma santé.

En foi de quoi je délivre la présente attestation à M. Edard pour en faire ce que de droit, s'en servir où besoin sera.

Fait à Paris, le 20 août 1875.

Signé : Olympe Chardot.

Vu pour attestation de la signature de la demoiselle Olympe Chardot apposée ci-dessus.

Paris, le 20 août 1875. *Le commissaire du VIIe arrondissement de Paris.*

131ᵉ Observation. — Je soussigné, Durandet, propriétaire à Nougac, canton de Lesparre (Médoc), certifie que le 27 septembre 1874, j'ai été frappé par le feu d'un orage et, au moment de l'éclair, ma vue a disparu tout à coup et ne voyais plus rien. Le 29 du même mois, je me suis transporté chez le sieur Tronche, à Lesparre. Je vis également le docteur Miallet du même endroit. Ils me dirent que pour eux j'étais incurable et me conseillèrent d'aller voir les oculistes de Bordeaux. Le 12 octobre suivant, je me fis conduire chez M. Meyer, oculiste à Bordeaux ; pas de soulagement d'aucune part.

Ayant appris qu'il y avait un homme à Soulac-les-Bains qui guérissait toute sorte de maladies, le 22 décembre 1874, je me fis conduire à Soulac par Louis Alin, garde particulier du général baron Roguet. Ce bon M. Edard m'interrogea, et lui déclarai le fait de mon malheur; il me fit asseoir auprès de lui; je ne sais ce qu'il me fit, mais à l'instant même, je vis la lumière par la croisée. — Eh bien, dit-il, vous êtes guéri. — Je lui répondis : tant mieux! combien vous dois-je? — Rien, dit-il, remerciez Dieu de m'avoir donné un pareil privilège et vous avoir inspiré l'idée de venir près de moi. Je fus sur la plage, avec le guide qui m'avait accompagné, et grand nombre de personnes qui étaient présentes à cette séance. Mon guide me dit : — Voilà un navire qui passe près de Cordouan. Et je le vis distinctement, ainsi que la tour de Cordouan. Depuis ce moment, je vais toujours de mieux en mieux.

En foi de quoi, je délivre la présente qui est l'expression de la vérité.

Nougac, le 22 août 1875. *Signé* : Durandet.

132e Observation. — Les soussignés certifient avoir fait usage des semelles électro-magnétiques de M. Édard

Chaque fois que je m'en servais, j'éprouvais au bout de quelques secondes un sentiment de chaleur fort désagréable en été, mais fort agréable depuis que le temps est refroidi ; presque toujours elles ont déterminé une transpiration sensible, et, même ce matin, je me suis aperçu que la sueur s'était condensée en liquide sur la partie où le pied ne posait pas.

Mme Lemoine a éprouvé les mêmes effets De plus, ayant éprouvé des douleurs dans la région hépatique, elle s'est frictionnée avec la brosse électro-magnétique de M. Édard et la douleur a disparu en quelques secondes.

En foi de quoi, je lui ai délivré la présente attestation.

Cejourd'hui, 14 novembre 1875.

Signé : Lemoine,
Licencié ès sciences physiques.
A. Lemoine.

133e Observation. — Le soussigné déclare avoir fait usage de la plaque de liége électro-magnétique de M. Edard. Ayant appuyé les pieds sur cet appareil pendant la nuit à plusieurs reprises, il a éprouvé une sensation de chaleur assez vive et une sueur abondante s'est produite également plusieurs fois.

En foi de quoi, je délivre à M. Edard le présent certificat.

Paris, le 17 novembre 1875.

Signé : Henri Carles,
Licencié en droit, professeur de philosophie,
25, rue Gay-Lussac, Paris.

Vu pour certification matérielle de la signature de M. Henri Carles apposée ci-dessus.

Paris, 20 novembre 1875.

Le commissaire de police du Ve arrondissement de Paris, quartier Val-de-Grâce,
ROUSSEAU.

134e OBSERVATION. — Nous soussignés, Elie Simon et Marguerite Marcillac, domestiques chez M. Carrière, garde général à Lesparre, et mariés, certifions que notre enfant était, à l'âge de huit mois, dans un état de santé désespéré, malgré les soins de plusieurs médecins.

Une pâleur livide, une oppression très forte, très peu d'appétit, le ventre très gros, tels étaient les caractères de son affection. Cette enfant, à l'état de laquelle les médecins ne pouvaient prescrire aucun remède efficace, a été soumise, sous la direction de M. Édard, à un traitement magnétique de dix jours.

Sous l'influence de ce traitement, ses couleurs sont revenues, et l'oppressiona à peu près complètement disparu, le ventre est revenu à l'état normal, les forces se sont développées, et elle présente tous les caractères d'une enfant bien portante.

En foi de quoi, tant pour attester la vérité que pour reconnaître les soins que M. Edard a bien voulu donner à notre enfant qui se trouvait dans un état désespéré et à laquelle il a rendu la santé, nous lui avons délivré le présent certificat.

Lesparre, le 23 août 1876.

Signé : ELIE.

Vu pour attestation des faits sus-mentionnés.

Le garde général des forêts,
Henri CARRIÈRE.

Vu pour légalisation de la signature du sieur Elie apposée ci-dessus.

Lesparre, le 23 août 1876.

Le Maire,
MARCOU.

Vu pour légalisation de la signature de M. Marcou, maire de Lesparre.

Lesparre, le 23 août 1876.

Le sous préfet de Lesparre,
(Signature illisible.)

135e OBSERVATION. — Je suis tombé, le 17 juillet dernier, atteinte d'hémiplégie ; pendant neuf jours, je fus entre la vie et la mort.

Le 1er août, le médecin qui me soignait (le docteur de Saint-Paul) me dit qu'il m'avait sauvé la vie, mais ne pouvait rien faire de plus et que l'on pouvait réunir toute la Faculté, qu'il n'y avait que la nature qui pût seule m'enlever la paralysie. Il ajouta : « Que cela serait très long et demanderait des années. » Il m'était impossible de remuer ; j'étais percluse de tout le côté gauche.

En désespoir de cause, mon fils alla trouver M. Edard, 74, rue des Feuillantines, qui fut assez généreux pour venir me magnétiser, malgré les nombreuses occupations dont il est sans cesse accablé.

Il m'ordonna d'abord une brosse et des semelles électro-magnétiques, dont je ressentis très vivement les bons effets, car j'eus la tête beaucoup plus libre aussitôt après leur application.

Deux jours après la première magnétisation, je remuais légèrement les doigts de la main gauche et les orteils du même côté.

A la deuxième magnétisation (cinq jours après la première), M. Edard me fit marcher étant soutenue sous les bras.

La troisième fois, je pus aller à pied chez M. Édard et monter, non sans difficulté, il est vrai, son escalier.

Enfin, à chaque magnétisation, je me trouvais mieux que précédemment ; si bien qu'après un mois de traitement je me trouvais tellement soulagée que tous mes voisins n'y pouvaient rien comprendre. Quelques-uns croyaient à un miracle. Je pus aller ensuite à la campagne où j'ai continué à me rétablir.

Je suis heureuse de produire ce certificat pour rendre témoignage à ma merveilleuse guérison, et je déclare, non sans regrets, que M. Édard n'a jamais voulu accepter aucune somme d'argent comme compensation des bons soins qu'il m'a prodigués.

Signé : Femme Vallet,
Rue de l'Ouest, 104 *bis*,
à Plaisance-Paris.

Vu pour certification matérielle de la signature de la femme Vallet, apposée ci-dessus.

Paris, le 28 octobre 1876.

Le commissaire de police
du XIVe arrondissement de Paris.

136e Observation. — Je soussigné, Louis-Jean-Baptiste Vallet, né à Beaumont-sur-Sarthe, le 27 avril 1850, employé de la Banque de France, ex-professeur à l'Association polytechnique, demeurant à Paris, 20, rue Bonaparte,

Déclare :

Que depuis l'année 1870, j'étais atteint de dyspepsie, d'après le dire des médecins ;

Que j'ai suivi ponctuellement les ordonnances prescrites par ceux que j'ai vus successivement, et que tous me promettaient une guérison certaine ;

Que mes souffrances étaient intolérables et que j'étais tombé dans un état de prostration qui me faisait désirer la mort ;

Que, loin de guérir, j'en étais arrivé dès l'année dernière à ne plus digérer qu'avec une extrême difficulté, même les aliments les plus légers ; après avoir tout tenté, je me suis décidé à aller trouver M. Édard qu'on m'avait recommandé comme bon magnétiseur.

A la troisième magnétisation, j'ai senti un très grand soulagement ; je me hasardai à prendre quelques aliments solides qui ne m'incommodèrent plus.

Maintenant, j'en suis à la dernière magnétisation, et je me porte très bien ; je mange avec appétit, digère bien et dors parfaitement. Bonheur bien grand pour moi qui, depuis six ans, n'ai pu prendre aucune nourriture sans souffrir extrêmement de l'estomac et qui n'ai pu bien reposer une seule nuit.

Ma reconnaissance pour M. Édard est sans bornes ; aussi est-ce avec le plus grand plaisir que je lui délivre le présent certificat.

Signé : Louis Vallet,
20, rue Bonaparte, à Paris.

Nota. — Bon nombre de personnes peuvent témoigner de la véracité de mon assertion.

Paris, le 28 octobre 1876.

Vu pour certification matérielle de la signature Vallet apposée ci-dessus.

Paris, le 3 novembre 1876.

Le commissaire de police de Paris du VIe arrondissement, quartier Saint-Germain.

137e Observation. — D'une santé délicate, j'ai eu, depuis trois ans, plusieurs bronchites qui devenaient de plus en plus rapprochées. De plus, je ne pouvais faire quoi que ce soit sans me sentir extrêmement fatiguée, et ressentais fort souvent dans le ventre des pointes qui me faisaient beaucoup souffrir.

J'ai suivi les avis des médecins sans me guérir pour cela.

Ayant entendu parler des cures merveilleuses qu'opérait M. Édard, je me suis décidée à aller près de lui lors de ma dernière bronchite. Bien m'en a pris.

M. Edard me défendit de prendre aucune drogue et, à la seconde magnétisation, je me sentais guérir, et, au bout d'un mois de traitement, j'étais radicalement guérie.

Je suis beaucoup plus forte maintenant; j'ai bon appétit, chose qui n'était pas auparavant.

Je remercie donc bien M. Édard, et je n'ai qu'un regret, c'est qu'il n'ait jamais voulu rien accepter en reconnaissance de ses bons soins.

Signé : Femme Vallet,
20, rue Bonaparte, à Paris.

Paris, le 30 octobre 1876.

Vu pour certification matérielle de la signature de Mme Vallet, apposée ci-dessus :

Paris, le 3 novembre 1876.

Le commissaire de police du VIe arrondissement de Paris, quartier Saint-Germain.

138e Observation. — Je souffrais depuis trente ans de douleurs rhumatismales intercostales et dans le bras gauche ; je ne pouvais porter ma main à la tête, j'avais aussi la poitrine très embarrassée, et je ne me trouvais pas mieux, malgré tous les remèdes des médecins.

M. Edard, dont on m'avait parlé avantageusement, m'enleva du premier coup la rigidité du bras que je pus de suite lever au-dessus de ma tête. Il m'ordonna une de ses brosses et des semelles électro-magnétiques. Ces appareils m'ont fait le plus grand bien en activant la circulation du sang. Après huit applications, ma poitrine fut complètement dégagée et je n'ai plus de nausées.

Je suis maintenant dans ma soixante-neuvième année et d'une santé qui ferait envie à beaucoup de jeunes gens.

Ma reconnaissance éternelle est acquise à M. Édard, qui n'a voulu accepter aucun honoraire,

Signé : Jean Benneteau.

Femme Benneteau.

Paris, le 6 novembre 1876.
9, rue Jacob.

Vu pour certification matérielle des signatures Jean Benneteau et femme Benneteau apposées ci-dessus.

Paris, le 10 novembre 1876.

Le commissaire de police
du VIe arrondissement de Paris,

139e Observation. — Le 29 septembre dernier, mon fils, âgé de 13 ans, tomba malade à la campagne. Le médecin que j'avais appelé, déclarait que sa maladie était une péritonite, et il la qualifiait de tuberculeuse, mot dont je comprenais la signification cruelle ; il ne me cachait d'ailleurs pas qu'un malheur terrible pouvait me frapper. Les personnes les plus éclairées de l'endroit me le faisaient également pressentir, et le prêtre me parlait des devoirs de son ministère en pareil cas. Je ne perdis pas toutefois courage, et bien m'en prit.

Le 11 octobre, j'allai voir M. Edard, et le consultai. Avec un empressement désintéressé, un dévouement admirable, M. Edard voulut bien se mettre à ma disposition. Au bout de 48 heures, son traitement exclusif et l'usage de sa ceinture électro-magnétique, avaient déjà produit un heureux effet dans l'état du malade : le ventre, qui était enflé, se trouva dégagé ; bientôt la fièvre ardente s'éteignit ; la toux, qui était continuelle, disparut peu à peu, et aussi tous les autres symptômes inflammatoires. Aujourd'hui, la guérison est complète, et j'ai pu ramener mon fils à Paris.

Je dois cet hommage à la vérité, je devrai aussi rappeler souvent à mon fils qu'il est redevable à M. Edard d'une guérison qu'il me serait permis d'appeler miraculeuse, tellement elle avait été inespérée.

Paris, le 6 novembre 1876.

Signé : B. Turlin,
Avenue Bosquet, 45.

Vu pour certification matérielle de la signature de M. Turlin, apposée ci dessus.

Paris, le 10 novembre 1876.

Le commissaire de police du VIIe arrondissement de Paris.

140e Observation. — Dans la nuit du 23 novembre, je fus pris par des suffocations et des douleurs de jambes d'une violence telle, que je fis appeler un médecin, qui après auscultation me déclara atteint d'une pneumonie. Du 23 au 30, le mal empira, je respirais péniblement, une fièvre intense me dévorait, les douleurs des jambes ne me laissaient pas une minute de repos; je passai ainsi huit jours et huit nuits à me tordre, j'étais fou !

C'est alors qu'arriva M. Édard. Dès qu'il fut près de moi, je sentis immédiatement un bien être appréciable; il me passa une ceinture lombagique autour des reins, des bracelets autour des poignets. Aussitôt ces derniers posés, la fièvre baissa sensiblement, puis il me magnétisa pendant un quart d'heure. Cette journée et la nuit qui suivit furent beaucoup plus calmes.

M. Édard revint le lendemain matin, 1er décembre, et après dix minutes de magnétisation, il me dit : « Vous êtes guéri, levez-vous. »

Les douleurs des jambes avaient complètement disparu; mais ce ne fut que progressivement que l'embarras pulmonaire cessa. Je dois toutefois reconnaître que dès la première magnétisation et la pose des appareils électro-magnétiques, la toux devint moins fréquente, les crachats moins rouges et moins purulents, la respiration plus facile.

A partir du jour où M. Édard me fit lever, il me fut impossible de me remettre au lit sans être aussitôt pris de suffocations qui m'obligeaient à me lever; ce n'est que debout ou assis que je trouvais quelque repos. Vers le 5 décembre, mes jambes enflèrent, ce qui donna de vives inquiétudes à mon entourage, qui comprenait déjà difficilement qu'on me fît quitter le lit alors qu'on désespérait. Mais M. Édard vit au contraire dans cette enflure un symptôme favorable, prétendant qu'elle était le résultat du magnétisme, et que ces matières attirées aux extrémités m'auraient infailliblement étouffé si j'avais gardé le lit, ce dont je suis personnellement convaincu, n'ayant pu le reprendre que longtemps après.

Cette enflure persista une semaine, puis elle disparut, faisant place à des clous qui annonçaient la convalescence.

J'ajouterai que dès son arrivée M. Édard avait prohibé tout médicament, me laissant libre de boire et manger ce qui me conviendrait.

Cette cure me paraît digne d'attention et, sans plus de commentaires, je dirai à ceux qui seraient tentés de l'attribuer à l'action de la nature, que sans aucune médication, autre que le magnétisme et l'application de ses appareils, m'avoir fait lever dans un état tellement critique qu'on me croyait perdu, ne peut être un acte nul d'effet, et conséquemment je ne saurais attribuer ma guérison à une autre cause qu'à l'action magnétique de M. Édard, qu'elle émane de lui ou de ses appareils, et c'est avec satisfaction et reconnaissance que je signe la présente attestation.

Paris, le 15 janvier 1877.

Signé : Alfred VERON,
57, rue Notre-Dame-de-Lorette, à Paris.

141° OBSERVATION. — Nous déclarons que le nommé Moreczy Lazare, mineur à Virginia City, Nevada, atteint depuis trois mois de paralysie complète, s'en retournait en Italie, sa patrie, a été soigné par M. Édard en pleine mer, dans le bâtiment le *Saint-Laurent* de la Compagnie transatlantique, faisant en ce moment la traversée de New-York au Havre.

Il résulte du massage et friction que M. Édard lui a appliqués dans l'infirmerie du dit bâtiment que la paralysie a été détruite de cette première application; en moins de dix minutes il a été dégagé, il a mis les mains sur sa tête, il s'est levé, il est monté tout seul sur le pont, quand auparavant il était inerte et ne pouvait faire aucun mouvement; il a pris des forces de jour en jour, et en débarquant il s'est trouvé guéri complètement.

En foi de quoi, les soussignés à bord ont délivré le présent certificat à M. Édard.

Les soussignés étaient passagers à bord du *Saint-Laurent*, retour de New-York, du 3 au 17 octobre 1877.

Vu : *le commissaire du bord*,
(Signature illisible.)

Vu : *le capitaine du paquebot* Saint-Laurent.
LACHESNEZ-HEUDE.

Vu pour légalisation de la signature de M. Lachesnez-Heude, capitaine du *Saint-Laurent*.

Le Havre, 18 octobre 1877.

Le commissaire de l'inscription maritime,
Signé : ENVRAY.

A bord du *Saint-Laurent*, au Havre,
le 17 octobre 1877,

Ont signé :

J. MILLET. — MAINSTANG. — ETOLAK. — KAUFMANN. — CRÉVART. — JULIA. — CONDURIER. ROLLIN. — BLOCK. — WEITNA, Antoine. — BESTHA. — BIRTSCHINGER. — ARNOUX. — Ed. JACQUES.

142e Observation. — Je soussigné déclare ce qui suit :

J'étais atteint d'anémie et je puis dire d'un commencement de pneumonie, suite d'une plaie pénétrant dans la poitrine, lorsque j'eus le bonheur de faire la connaissance de M. Édard.

Je n'avais aucune notion de magnétisme, mais un de mes amis, qui connaissait M. Édard, m'avait raconté qu'il était magnétiseur et que, par ce procédé, il avait obtenu plusieurs guérisons.

Je saisis l'occasion qui m'était offerte pour pouvoir entrer en relations, et je me rendis, rue des Feuillantines, n° 74, chez M. Édard, qui me soumit à son action magnétique; j'y retournai sept à huit fois de suite. Je déclare qu'après chaque séance, je remarquai une amélioration sensible et que je suis guéri de ma blessure et de ma maladie anémique.

Paris, le 5 avril 1878.

Signé : S.V. Simoni,
Adjudant au 85e rég. de ligne.

143e Observation. — Depuis longtemps, je souffrais d'un violent mal de gorge, et tous les remèdes employés ne donnaient qu'un médiocre résultat. J'avais employé diverses tisanes et même, en dernier lieu, je m'étais appliqué un thapsia ; je n'ai pu me guérir.

En sus de cette première maladie, j'étais prise d'un grand échauffement intérieur qui me donnait des craintes sérieuses, vu que je me sentais toujours mal à mon aise, n'ayant pas depuis huit jours la nécessité d'aller à la selle.

Mon mari, qui connaissait M. Édard, m'engagea à me rendre chez lui pour me faire magnétiser ; en vue d'obtenir ma guérison, je l'écoutai, et me rendis chez M. Édard, rue des Feuillantines, 74.

Je déclare que par sa seule action magnétique, j'ai été radicalement guérie de toutes mes indispositions.

Je donne la présente déclaration pour servir et valoir comme témoignage.

Paris, le 17 avril 1878.

Signé : Jeanne Bouché.

La signature ci-dessus est bien celle de ma femme, et j'approuve sa déclaration.

A. Bouché.

144ᵉ Observation. — Je soussigné, docteur en médecine, déclare avoir eu l'occasion d'expérimenter deux appareils magnétiques de M. Édard, demeurant à Paris, savoir : une plaque de liège dite frictionneur, et des semelles.

Le frictionneur se compose d'une plaque de liège de 20 centimètres de longueur sur 10 centimètres de largeur et environ 3 centimètres d'épaisseur, plaque renfermant dans son intérieur, de manière à être dissimulés, quatre tubes en cuivre contenant chacun un faisceau de neuf lames d'acier aimantées et une poudre de minerai (oxyde de fer magnétique); cet appareil est donc un aimant armé.

Appliqué directement sur la plante des pieds, cet

aimant provoque un afflux de sang vers les extrémités inférieures, mouvement congestif qui s'accompagne souvent d'une transpiration partielle et quelquefois même généralisée.

Dans quatre cas de menstruations retardées, j'ai eu recours à cet appareil, deux fois avec succès. La malade elle-même, ou une aide, pratique des frictions sur l'abdomen et le long des membres inférieurs à plusieurs reprises différentes; après quoi la plaque est placée et maintenue sous la plante des pieds. L'action mécanique de la friction ajoute-t-elle quelque chose à l'action congestive de l'aimant? C'est très probable; mais nous devons ajouter que l'action congestive peut être obtenue sans la friction. L'action de cet aimant a été si énergique dans un cas, qu'elle nous mène à déclarer ici qu'il ne serait pas sans inconvénient de laisser cet appareil entre les mains de tout le monde.

Les semelles sont des plaques de liège renfermant dans leur épaisseur la même poudre d'oxyde de fer magnétique. Ces petits appareils, placés dans des souliers ou des sandales, ont pour effet de rappeler la chaleur vers les pieds quand ceux-ci se refroidissent.

Le soussigné a pu constater sur lui-même que les semelles avec minerai magnétique réussissent là où les semelles de liège ordinaire ont échoué.

Le frictionneur de M. Edard influence l'aiguille aimantée comme les aimants ordinaires, les semelles sont sans action manifeste sur cette aiguille, ce qui tient sans doute à la petite quantité de minerai qu'elles contiennent.

En résumé, je considère ces deux appareils magnétiques de M. Édard comme des dérivatifs d'un usage facile et commode, j'estime qu'une expérimentation dans les services hospitaliers ne tarderait pas à en faire apprécier toute la valeur pratique.

Fait à Paris, le 25 juillet 1878.

Docteur F. Fornez,
Médecin principal de l'hôpital maritime de Toulon.

145e Observation. — Atteint d'une hémiplégie et ayant déjà subi un traitement qui n'apportait aucune amélioration à mon état, je priai M. Édard de vouloir bien venir me traiter.

Le 24 février dernier, il me trouva au lit ne pouvant bouger.

Après un massage et des frictions qui durèrent un quart d'heure, je me sentis assez de force pour me lever; mais je n'osais faire un pas de peur de tomber. M. Édard me dit que je pouvais marcher et ajouta qu'il m'était même possible de l'accompagner jusque chez lui. Je parlai de prendre une voiture, M. Édard s'y refusa.

Alors je me décidai à quitter l'appartement : je marchais d'abord avec peine; peu à peu la difficulté devint moins grande, à tel point que des personnes de ma maison, me voyant du haut de leur balcon, ne pouvaient revenir de leur étonnement.

J'arrivai sans trop de fatigue chez M. Edard, après avoir ainsi parcouru à pied la distance du boulevard Mazas, 19, au n° 74 de la rue des Feuillantines.

Je me suis trouvé guéri instantanément et radicalement, ce que je déclare et constate avec une très vive reconnaissance.

Paris, le 29 juillet 1878.

Signé : F. Ferraris,
Professeur de piano, compositeur.

146ᵉ Observation. — Je soussigné certifie avoir été témoin du résultat obtenu déclaré ci-dessus, par les soins de M. Édard, après avoir vu M. Ferraris, le 24 février dernier, dans l'impossibilité de quitter le lit.

Signé : Druchin,
10, boulevard Mazas.

147ᵉ Observation. — Je soussignée, veuve Belgrand, demeurant à Paris, 21, rue du Pressoir, rendant hommage au pouvoir guérissant et au dévouement de M. Édard,

Déclare et certifie ce qui suit :

A la suite de fatigues prolongées et d'un chaud et froid, je fus affligée d'abondants crachements de sang, parfois dangereux et toujours inquiétants. J'en souffrais depuis sept ans, lorsque je fis connaissance de M. Édard. L'ayant prié de me guérir, il m'imposa les mains sur la poitrine et entre les épaules pendant un quart d'heure, et depuis il s'est écoulé jusqu'à ce jour dix-huit mois sans voir un seul instant renaître cette pénible affection.

Au mois d'avril 1877, descendant de voiture au Châtelet, je me fis une entorse au pied gauche ; ne pouvant pas me soutenir, l'on dut me mettre dans une voiture ; mon pied enflait à vue d'œil et j'éprouvais d'affreuses douleurs; je n'eus rien de plus pressé que de me faire conduire aussitôt chez M. Édard; on fut obligé de m'y monter à trois. Une heure après, j'en descendais seule sans m'appuyer à la rampe de l'escalier, et je pus rentrer à mon domicile parfaitement guérie, car, depuis, je n'en ai ressenti ni gêne, ni douleurs; il lui avait suffi de tenir ses mains quelques instants sur mon pied.

Au mois de novembre dernier, après deux jours d'angine couenneuse, survenue à la suite d'une esquinancie qui durait depuis plusieurs jours, je reçus les soins de M. Édard; je ne pouvais avaler ma salive, ni parler, ni bouger ma tête, ni faire le moindre mouvement sur l'oreiller. Après une demi-heure au plus d'imposition des mains à la gorge, je pus avaler, parler, et m'appuyer la tête sur mon coude. Peu de jours après, je n'éprouvai plus le moindre malaise de ce terrible mal.

Il résulte de ce qui précède, il est évident que je le déclare, que M. Édard, dans ces trois cas, m'a rendu les plus grands services que l'on puisse rendre à quelqu'un.

En foi de quoi, je lui délivre la présente attestation pour en faire ce qu'il jugera utile.

Paris, le 10 août 1878.

Veuve BELGRAND,
née Virginie BASTARD.

148e OBSERVATION. — Nous soussignés certifions avoir assisté, à plusieurs reprises, à un traitement magnétique que M. Édard a fait subir à trois malades de ma paroisse. Jamais je n'avais vu de pareils effets produits par l'influence magnétique, et je suis obligé, pour être dans le vrai, d'avouer qu'ils ont eu le résultat le plus heureux sur les susdits malades. M. Édard a quitté notre localité laissant l'un des malades, M. Lafosse, propriétaire au château des Eaux Claires, complètement guéri et les deux autres dans un état assez satisfaisant, surtout l'un d'eux abandonné depuis longtemps par les médecins.

Puymoyen (Charente), ce 21 mai 1879.

Signé : BLANCHETON,
Prêtre, professeur de physique et de chimie au séminaire d'Angoulême.

Je certifie que M. Édard m'a soigné pour une maladie de poitrine et dans ce moment je me trouve complètement guéri.

Les Eaux-Claires, le 21 mai 1879.

Signé : LAFOSSE,
Propriétaire.

149e OBSERVATION. — Nous soussignés déclarons avoir constaté les phénomènes suivants sur Mme Coutrille, âgée de 27 ans, demeurant à Bordeaux, rue de la Monnaie, 16, mise en traitement par M. Édard, de Paris, professeur d'électro-magnétisme curatif, pour hystérie, catalepsie et extase.

L'action magnétique de M. Édard se manifeste dès l'abord, sans contact, par une sorte d'angoisse, qui se termine par la catalepsie, des contractures que le magnétiseur fait cesser par une passe longitudinale. Le sommeil magnétique persiste et différentes manifestations se produisent à volonté et à distance, principalement l'extase; sous l'influence de M. Édard, la malade se lève, étend les bras ou les allonge et s'asseoit suivant les différents mouvements du magnétiseur.

M. Édard termine l'accès par des passes, par l'application des mains autour de la malade. En fin de compte, retour de la conscience de soi avec sensation de fatigue, d'endolorissement, de chaleur et production très abondante de sueur.

La malade, interrogée par M. Édard et par nous, nous fit les déclarations suivantes :

Tous les soirs, par l'effet de frayeur et à l'âge de 26 ans, crises régulières d'hystérie avec catalepsie et extase. A Bordeaux, traitement du docteur Gautier par le bromure de potassium et l'iodure de potassium, injections de morphine. A Marmande, où la malade se rend, traitement du docteur Garrouille, par les mêmes substances médicamenteuses ; il insiste sur les injections de morphine. Retour à Bordeaux où, après une consultation entre MM. Gautier, Landes, de Biermont, vésicatoires, valérianate d'ammoniaque, bromure et iodure de potassium, éther. Le traitement par l'hydrothérapie produit un singulier effet ; les douches le long du dos ne causent pas de sensations extraordinaires ; les douches sur le côté gauche occasionnent des crises, de la catalepsie. On ordonne l'électricité par l'appareil Trouvé, et la malade devient méchante, son humeur s'aigrit au point de ne pouvoir supporter la présence de personne et de pousser le docteur Gautier à proposer son introduction dans un asile d'aliénés.

Tous les traitements cités n'ont produit aucun résultat sensible d'amélioration.

A la fin de décembre 1878, M. Edard entreprend le traitement magnétique. Séance de magnétisme à trois reprises consécutives, cessation complète des crises ; elles ont reparu quinze jours après. La vue d'une chute produit une nouvelle crise qui, cette fois, se reproduit régulièrement tous les huit jours.

Le 21 mai, M. Edard, à Bordeaux, reprend le traitement, fait une séance de magnétisme, indique l'usage des semelles et brosses électro-magnétiques, les crises disparaissent à nouveau.

C'est après ces différents faits que la séance, dont nous rendons témoignage, a eu lieu.

Avant les séances magnétiques, la malade ne pouvait toucher un métal quelconque.

Depuis, ce phénomène ne se reproduit plus.

S'il est permis de conclure de ces différents faits un enseignement, c'est celui-ci qui correspond à nos idées personnelles.

Les applications de M. Edard, dont nous avons été témoins, n'entrent aucunement dans la thérapeutique habituelle. Un fait positif bien constaté conserve toute sa force et peut entrer pour sa part dans la constitution d'une science positive. Il est impossible de ne pas reconnaître l'efficacité des passes magnétiques de M. Edard pour la guérison rapide et du moins la cessation presque instantanée et permanente des accidents morbides, dans cette maladie rebelle aux médications ordinaires.

On peut supposer ici l'action d'une force naturelle dont l'expérimentateur sait appliquer et conduire les effets. Il n'y a pas eu de procédé chirurgical, de section d'organe, de transmutation organique visible. On doit reconnaître, dans les applications thérapeutiques de M. Edard, une influence d'un fluide animal quelconque, et dans le résultat final une modification intime de la chimie interne au point de rétablir l'équilibre fonctionnel détruit.

Nous remercions donc sincèrement M. Edard de nous avoir fait assister à des phénomènes aussi nouveaux, et nous faisons les vœux les plus sincères pour que ses appareils et son enseignement entrent dans la pratique, dans l'intérêt des malades et de la science elle-même, à qui des découvertes restent à accomplir dans ce domaine inexploré.

Pour ces différents motifs, nous nous faisons un devoir de délivrer la présente attestation collective à M. Édard, pour s'en servir partout où besoin sera.

Fait à Bordeaux, de bonne foi, le 9 juin 1879.

Signature certifiée par le commissaire de police de son arrondissement,

Signé : LAUGA.
Interne à l'hôpital Saint-Jean.

Signature certifiée par le commissaire de police de son arrondissement,

Signé : A. DIOUSIDON.
Etudiant en médecine.

Signature certifiée par le commissaire de police de son arrondissement,

Signé : COLLIGNON.
Avocat près la Cour d'appel de Bordeaux.

Signature certifiée par le commissaire de police de son arrondissement,

Signé : Augusta DUMONTEIL.
Négociant, femme de lettres.

Signature certifiée par le commissaire de police de son arrondissement

Signé : Émélie LAVIGNAC.
Née Dombre.

Signature certifiée par le commissaire de police de son arrondissement.

Signé : Henri DUPOUY.
Négociant.

Signature certifiée par le commissaire de police de son arrondissement.

Signé : PILE.

Signature certifiée par le commissaire de police de son arrondissement,

Signé : Thérèse JOLIT, femme COUTRILLE.

Signature certifiée par le commissaire de police de son arrondissement,

Signé : COUTRILLE, aîné.

150e OBSERVATION. — Je dois à la vérité de déclarer qu'ayant acquis de M. Edard ses appareils électro-magnétiques (brosses et semelles), j'ai dû me priver d'en faire usage parce que le flux menstruel, cessé depuis plusieurs jours, réapparaissait du matin au soir de leur application; les semelles seules suffisaient même à me provoquer cet accident ordinairement très régulier chez moi.

Marmande, le 21 juillet 1877.

Signé : Alice MARTINET, née GRANDET.

151e OBSERVATION. — En allaitant ma première enfant, j'ai eu aux seins des gerçures telles que l'enfant en tétant, m'enleva le bout entier du sein droit. Depuis, comme auparavant, j'avais essayé en vain tous les spécifiques vantés pour cicatriser les gerçures et empêcher un écoulement de lait continuel et très abondant. Depuis la perte de ce teton, il s'est écoulé cinq ans; j'ai eu deux autres enfants que je n'ai pu allaiter. Au quatrième, je résolus de le nourrir d'un seul côté, au besoin. J'y étais obligée, je le faisais à grand'peine, lorsque M. Edard, étant à Marmande, je lui demandai de me magnétiser. Il le fit une seule fois.

Cinq jours après, l'écoulement avait complètement cessé, la mamelle cicatrisée, le mamelon se reformait, si bien, que depuis, j'allaite également avec les deux mamelles, sans gerçures, ni porte de lait et sans éprouver aucune souffrance.

En foi de quoi, j'ai donné à M. Édard la présente déclaration.

Marmande, le 22 juillet 1879.

Signé : S. ARNAUD.
ARNAUD Ulysse.

Comme attestation complémentaire.
A. BOY.

152ᵉ OBSERVATION. — Je soussigné, Pons Jean, gardien de la paix du 13ᵉ arrondissement de Paris, demeurant avenue d'Italie, 16, âgé de 33 ans, déclare qu'après la guerre de 1870, je me suis trouvé atteint du diabète et me suis aperçu d'un écoulement intermittent, qui tachait mon linge, couleur de rouille foncée. Ces taches ne s'effaçaient pas à la lessive.

J'entrai à l'hôpital Cochin, le 16 décembre 1878, pour m'y faire soigner; j'y restai deux mois. On fit une première analyse de mon urine, qui donna 25 grammes de sucre, par litre.

La seconde, faite 35 jours plus tard, n'en donna que 18 grammes.

Comme traitement, on me fit manger de la viande

rôtie et boire de l'eau de Vichy, avec houblon, deux verres par jour. Je n'obtins pas d'amélioration sensible.

A ma sortie de l'hôpital, je remarquai que mon urine était sanguinolente, j'étais très faible, j'essayai de reprendre mon service, je dus le cesser, mon urine tachait toujours mon linge.

Quatre mois plus tard, je m'adressai au docteur Chevalet, qui me fit prendre matin et soir une cuillerée de glycérine, dans un verre d'eau et des pastilles de quinine, une avant chaque repas, et de l'eau de Vals dans la journée. Au bout de vingt-cinq jours, l'urine ne tachait pas si fort mon pantalon, mais j'éprouvais toujours les mêmes douleurs d'estomac, et une grande altération que je ne pouvais étancher, avec quoi que ce soit; j'avais aussi des maux de tête qui m'empêchaient de dormir, mes nerfs étaient crispés, et ma faiblesse était telle, que je ne pouvais faire mon service qu'à grand'peine.

Dans cet état, le 7 août dernier, je fus trouver M. Édard, professeur d'électro-magnétisme curatif, 74, rue des Feuillantines. Après m'avoir interrogé sur le cours de ma maladie et les traitements que j'avais suivis, il me fit asseoir près de lui, et me passa ses mains sur la poitrine. Je me sentis aussitôt pénétré d'une vive chaleur, j'en suais à grosses gouttes, ses mains étaient si chaudes, que partout où il me les appliquait, on aurait dit qu'on me passait dessus deux fers chauds à repasser.

Il me les appliqua ensuite sur le ventre, je ressentis les mêmes effets de chaleur, il me massa le ventre et termina son opération par une friction du pouce depuis la nuque jusqu'au bas de la colonne vertébrale; le massage du ventre et de la colonne furent très sensibles.

Je ferai observer ici une chose qui m'a paru bien étonnante : avant cette opération, j'allais difficilement à la selle, et le soir même de ce massage sur le ventre, je fus pris d'une diarrhée accompagnée de coliques affreuses, et cette diarrhée dura huit jours sans discontinuer. Cela ne m'empêchait pas de manger, mais aussitôt les aliments absorbés, je les évacuais par les selles. Je n'exagérerais rien, je crois, en disant que M. Édard m'avait mis le feu dans le corps.

Ceci n'est pas moins digne de remarque; cette diarrhée m'inquiétait beaucoup et m'affaiblissait considérablement. Je revins trouver M. Édard et lui fis connaître le résultat de son opération. « Tant mieux, me répondit-il, c'est le plus beau résultat qu'il soit possible d'obtenir en pareil cas, ce qui doit être votre guérison. Asseyez-vous, je vais vous arrêter la diarrhée; en effet, il m'appliqua de nouveau ses mains sur le ventre et je n'ai plus senti de diarrhée depuis lors, elle fut coupée instantanément. Depuis ce jour, mes selles sont régulières, j'ai bon appétit, je dors, la soif ardente que j'avais s'est éteinte, j'ai pris des forces qui me manquaient et je puis faire mon service sans éprouver trop de fatigue.

Pour rendre hommage à la vérité, je déclare que c'est à M. Édard que je dois le rétablissement de ma santé et me fais un devoir de lui donner la présente attestation pour s'en servir partout où besoin sera.

Fait à Paris, le 25 septembre 1879.

Le gardien de la paix,
Signé : Pons.

153e Observation. — Je soussignée Adèle-Armance Levilain, femme Desgroyes, demeurant à Plaisance-Paris, 112, rue de Vanves.

Déclare que le 16 mai 1877, âgée alors de 50 ans, j'ai été frappée subitement le soir, en me couchant, d'une hémiplégie du côté droit. On fit appeler aussitôt le docteur Bourgeois, de Plaisance, lequel me saigna au bras droit. Il me purgea plusieurs jours de suite, me fit prendre quantité de remèdes, me posa des emplâtres, me fit des frictions avec différents onguents, et me fit suivre ce traitement pendant quinze jours sans obtenir le moindre résultat; il me dit alors qu'il ne pouvait rien me faire et me conseilla de m'adresser ailleurs; je le fis en effet et bien m'en prit.

Le 31 mars, même mois 1877, je fis appeler M. Édard, professeur d'électro-magnétisme curatif, demeurant, 74, rue des Feuillantines, à Paris. Il se rendit aussitôt à notre invitation; après avoir demandé le traitement qu'on m'avait fait suivre, et après m'avoir examinée, il me dit d'avoir confiance, qu'il pensait me tirer du triste état où j'étais. Il me massa et me frictionna avec ses mains, il m'appliqua sous la plante des pieds une de ses brosses électro-magnétiques; je sentis aussitôt une vive chaleur pénétrer dans mon être, et quelques instants après je me trouvai inondée de sueur. Cinq massages par M. Édard me suffirent pour détruire ma paralysie. Il me donna des semelles électro-magnétiques pour mettre dans mes chaussures et ces semelles me chauffaient les pieds d'une manière étonnante et me faisaient transpirer.

Le 28 juin suivant, je me trouvais assez rétablie pour

rendre une visite à M. Édard, à pied de chez moi chez lui, rue des Feuillantines, 74, distance d'au moins quatre kilomètres.

Depuis lors, j'ai toujours pu marcher et vaquer à mes affaires de ménage. Je ne puis attribuer ma guérison qu'à l'action magnétique de M. Édard et à celle de ses appareils électro-magnétiques; c'est avec satisfaction et reconnaissance que je lui délivre la présente attestation pour s'en servir partout où besoin sera.

Fait à Paris de bonne foi, le 20 décembre 1877

Signé : Adèle LEVILAIN,
Femme DESGROYES.

Vu pour certification matérielle de la signature de la dame Desgroyes apposée ci-dessus.

Paris, le 27 septembre 1877.

Le commissaire de police
du XIVe arrondissement de Paris.

154e OBSERVATION. — Je soussigné, Jacques Desgroyes, propriétaire, âgé de 63 ans, demeurant à Plaisance, 112, rue de Vanves, à Paris.

Déclare que, le 27 mars 1879, j'ai été frappé d'une hémiplégie de tout le côté gauche, ma langue se trouvait prise et ne pouvait articuler que très difficilement quelques paroles. Mon cerveau était pris également et m'occasionnait des absences de mémoire. Le docteur Lawenard, de Plaisance, me prodigua ses soins pendant dix-huit jours, sans pouvoir obtenir le moindre résultat.

Tout mon côté gauche restait toujours dans l'inertie

la plus complète. Ce docteur dit alors qu'il était à bout de ses spécifiques, qu'il ne pouvait plus rien me faire; il ajouta même que j'étais inguérissable, que je ne marcherais jamais plus.

Le 25 du même mois, je fis appeler M. Édard, professeur d'électro-magnétisme curatif, qui avait guéri mon épouse de paralysie en 1877. Il se rendit à notre invitation. Après m'avoir examiné, il me dit que mon côté paralysé était dans un état comateux, j'avais une fièvre ardente, une constipation opiniâtre. Il y avait huit jours que je n'avais eu de selle, insomnie complète; par intervalles, je m'assoupissais en délire avec des cauchemars affreux; il me semblait voir toute sorte de monstruosités.

M. Édard me massa et me frictionna avec ses mains; il m'appliqua une de ses brosses électro-magnétiques, sous la plante des pieds; elle me réchauffait tellement que par instant on était obligé de me la retirer; la chaleur qui s'en dégageait me faisait tellement suer que les draps de lit et matelas étaient mouillés à être obligé de les faire sécher.

La première nuit de ce massage, je fis une abondante selle, et, depuis ce moment, elles n'ont cessé d'être régulières. Le lendemain, il me ceintura avec une de ses ceintures lombagiques qui augmenta encore ma transpiration. De cet instant, le sommeil revint de même que mes forces; il me mit des semelles dans des chaussures et ordonna de me lever le lendemain. Cela fut fait; on me plaça dans un fauteuil où je pus rester levé toute la journée.

Au troisième massage, qui eut lieu le 3 avril 1879, j'ai pu marcher en me soutenant sous les bras, et le

22 du même mois, au huitième massage, j'ai pu marcher tout seul. Le 3 mai je fus rendre visite à M. Édard, chez lui, rue des Feuillantines, 74. Depuis lors, je n'ai cessé de bien me porter; je me promène tous les jours et suis complètement guéri au grand étonnement des médecins et de tous ceux qui m'avaient vu dans le triste état où je me trouvais.

Je dois cet hommage à la vérité et reconnais que je suis redevable à M. Édard d'une guérison qu'il me serait permis d'appeler miraculeuse, tellement elle avait été inespérée des médecins et de tous ceux qui m'entouraient.

C'est aussi avec la plus vive reconnaissance que je délivre la présente attestation à M. Edard, pour en faire ce que de droit et pour s'en servir partout où besoin sera.

Fait de bonne foi à Paris, le 26 septembre 1879.

Signé : S. Desgroyes.

Vu pour certification matérielle de la signature du sieur Desgroyes apposée ci-dessus.

Paris, le 27 septembre 1879.

Le commissaire de police
du XIVe arrondissement de Paris.

155e Observation. — Je soussigné Vigier-La Fosse, propriétaire du château des Eaux-Claires, commune de Puymoyen (Charente), âgé de 69 ans.

Déclare que j'étais atteint d'une maladie de poitrine depuis plusieurs années; que les différents médecins que j'ai consultés, tant à Angoulême qu'à Paris, et après avoir épuisé tous les spécifiques vantés de leur corps médical, sans pouvoir me procurer le moindre soulagement, sinon aggraver mon mal, ont fini par me déclarer qu'ils ne connaissaient pas mon cas de maladie; ils ont fini par supposer que j'avais une hydropisie de poitrine, ajoutant que cette affection était incurable.

Me voyant condamné par la médecine officielle, réduit à ne plus pouvoir monter du rez-de-chaussée au premier, ne pouvant plus supporter le grand air, sans subir d'atroces douleurs à la poitrine, accompagnées de suffocation, je me décidai à faire venir de Paris, M. Edard, professeur d'électro-magnétisme.

M. Edard, avec tout le dévouement qu'il a pour les malades qui ont recours à ses soins, s'empressa de se rendre à mon appel.

Le 7 mai 1879, le soir même de son arrivée, après m'avoir interrogé sur les douleurs que j'éprouvais, les traitements que j'avais suivis, et après m'avoir examiné, me dit que mes violentes douleurs de poitrine, de la gorge à l'épigastre, et transversalement au sternum étaient l'objet d'une intoxication occasionnée par l'excès de la cigarette, qu'il allait me traiter en conséquence. En effet, séance tenante, il me magnétisa généralement, me frictionna et me massa; puis, le soir en me couchant, il me fit frictionner la poitrine avec sa brosse à friction électro-magnétique, et l'appliqua sous la plante des pieds durant la nuit. Aussitôt les pieds mis en contact avec cette pile, je ressentis une douce chaleur qui provoqua une abondante transpiration. Le lendemain matin, toutes douleurs, de même que les suffocations, avaient disparu. M. Edard insista, me fit mettre de ses semelles électro-magnétiques dans ma chaussure, et nous sortîmes. Je grimpai la montagne par un petit sentier rapide conduisant à une carrière que je n'avais pu voir depuis longtemps. A mon grand étonnement, je pus me promener toute la journée sans éprouver ni douleur ni étouffement, je n'éprouvai même pas de fatigue.

M. Edard est resté près de moi quinze jours pour me faire suivre régulièrement son traitement; tous les jours je prenais de nouvelles forces, je faisais de longues promenades comme avant ma maladie; et depuis lors, je mange bien, je dors bien, et je marche aussi agilement qu'à l'âge de vingt ans. En un mot, je suis complètement guéri.

Je déclare en outre que mon épouse, âgée de 66 ans, atteinte depuis deux ans d'une hypertrophie du cœur, occasionnée à la suite de divers troubles, était restée rebelle à tous les traitements de la médecine officielle, entre autres : bromure et iodure de potassium, granules de digitale, morphine, vésicatoire, emplâtres de toutes sortes, etc., etc.

Le 16 mai dernier, revenant d'Angoulême, il y eut rencontre de voitures, un brancard de ma voiture cassa. Le cheval s'emporta; cet accident occasionna un si grand trouble à ma femme, qu'en arrivant au château elle se trouva si malade, qu'elle fut prise d'éblouissements, d'étouffements, d'envies de vomir à la faire tomber en syncope ; dans la nuit suivante, à deux heures du matin, une forte crise la prit, la bile l'étouffait, elle ne pouvait rendre, son teint était jaune, sa langue était couverte d'une couche épaisse de mucosités. Elle n'en pouvait plus, à tel point qu'elle exprima ses dernières volontés. Elle réclama le prêtre qu'on envoya chercher immédiatement; arrivé près d'elle, elle lui désigna la place du cimetière où elle désirait être enterrée.

Heureusement que M. Edard était encore près de nous; après les dernières consolations du prêtre, il nous dit de nous écarter du lit de la moribonde, de nous calmer et de nous résigner. C'est alors qu'il s'approcha de la malade; il lui posa les mains sur la poitrine. Au bout d'un instant, il les descendit jusqu'à l'épigastre; dix minutes après, elle revint à elle et reprit ses sens, elle respirait librement; les efforts pour vomir la reprirent, mais elle ne pouvait rendre que quelques gorgées de glaire. M. Edard recommença à la magnétiser, il lui posa une main sur le front et l'endormit instantanément. Il continua à la magnétiser pendant deux heures sans s'arrêter, il lui appliqua une pile électro-magnétique sous les pieds. Cette terrible crise fut coupée, on n'entendait plus qu'un râle crépitant du trop plein de bile qui lui montait à la gorge, il la tint dans cet état jusqu'au lendemain matin; mais M. Edard connaissant la gravité et le danger de cette affreuse maladie, malgré qu'il eût la certitude d'avoir vaincu le mal, ne voulut pas en assumer sur lui toute la responsabilité. Il nous engagea à aller chercher notre médecin d'Angoulême, le docteur Ricard; il arriva à dix heures du matin. Il eut avec M. Edard une longue explication (en particulier), après laquelle ils se rendirent ensemble dans la chambre de la malade. M. Edard avait déjà caractérisé la complication de cette maladie et les symptômes de la veille, il le remit par écrit au docteur Ricard, qui en reconnut l'exactitude et le félicita. Le diagnostic de M. Edard, duquel j'ai gardé un extrait, est ainsi conçu :

1° Hypertrophie du cœur, qui affecte depuis longtemps les parois et trouble la cavité de cet organe, d'où résulte un grand affaiblissement de ses fonctions, que l'on constate par la faiblesse et l'intermittence des pulsations de 1 à 7;

2° Cystite (catarrhe vésical) caractérisé par l'inflammation de la vessie, par les besoins irrésistibles d'uriner, les douleur cuisantes que la malade dit éprouver pendant la sortie de l'urine, l'extrême sensibilité de l'hypogastre, la fièvre, la soif, l'agitation, l'insomnie et les efforts pour vomir;

3° Rétention d'urine occasionnée par l'accumulation de l'urine dans la vessie (conséquence du deuxième cas);

4° Gravelle caractérisée par les corpuscules granuleux que dépose son urine (conséquence du deuxième et troisième cas);

5° Hépatite (inflammation du foie) caractérisée par la tension et les douleurs aiguës dans l'hypocondre droit, la fièvre et le trouble dans la sécrétion biliaire, la coloration de l'urine en jaune, et les mucosités accumulées provoquant les vomissements. Tel était son état.

M. Edard a continué à la magnétiser.

La brosse magnétique, tenue aux pieds pendant la nuit, lui procurait une abondante transpiration. A la seconde magnétisation, elle a vomi de la bile pure en quantité (couleur de jaune d'œuf); les vomissements ont duré deux jours, et elle a été complètement dégagée. Le troisième jour elle a pu rester levée toute la journée. A partir de ce jour, l'appétit lui est revenu, elle mange bien, les digestions sont faciles, elle dort bien et a pu reprendre ses occupations de ménage.

C'est donc à M. Edard que nous devons nos guérisons, qu'il serait permis d'appeler miraculeuses, tant elles étaient inespérées des médecins qui nous ont traités, à cause surtout du rétablissement de santé aussi prompt et aussi complet.

C'est pourquoi, dans l'intérêt de tous ceux qui souffrent, dans l'intérêt de la science et de la vérité, nous nous faisons un devoir de délivrer la présente attestation à M. Edard, pour en faire ce que de droit, et s'en servir partout où besoin sera.

Fait de bonne foi, aux Eaux-Claires, le 8 octobre 1879.

Signé : Femme LA FOSSE.
Signé : LA FOSSE père.
Signé : Henri VIGIER-LAFOSSE fils.
Signé : MOREAU.

Vu pour légalisation des signatures de M. et Mme LA FOSSE, et de M. MOREAU.

Le maire de Puymoyen.
RIBOT.

156e OBSERVATION. — Je soussigné, commissaire de police d'Asnières.

Certifie que dans les premiers jours de décembre dernier, une brosse électro-magnétique de M. Édard (G.), professeur, demeurant à Paris, rue des Feuillantines, 74, ayant été gracieusement mise à ma disposition à l'occasion d'un rhumatisme articulaire aigu dont était atteint mon jeune fils (Jean), âgé de seize ans, et demeurant chez moi, à Asnières, Grande-Rue, n° 29, a produit le résultat suivant :

Le malade, complètement perclus, ne pouvait ni se lever ni faire usage d'aucun de ses membres.

Dès frictions avec la brosse Édard, répétées pendant quatre jours consécutifs, avec la précaution de la laisser la nuit aux pieds, ont eu pour résultat de guérir complètement mon jeune fils qui, depuis, n'a ressenti aucune répercussion du mal.

En foi de quoi je signe le présent, très heureux de rendre justice à l'efficacité de la méthode si simple et si bienfaisante de l'appareil de M. Édard.

Asnières, le 7 février 1880,

Le commissaire de police,
DUCAMPARD.

157e OBSERVATION. — Je soussigné, docteur en médecine, ayant été appelé par M. G. Édard, professeur d'électro-magnétisme curatif auprès de la dame Basselet, demeurant à Paris, 27, rue Descartes, j'ai constaté les faits suivants :

La malade que j'ai interrogée, âgée de 40 ans, m'a déclaré qu'elle était depuis dix ans alitée, se plaignant de douleurs très vives au sommet et au dos des poumons, qu'en outre elle vomissait tous ses aliments, que des sueurs nocturnes se produisaient périodiquement, qu'une toux sèche et irritante ne lui laissait aucun instant de repos; elle m'a déclaré également que la menstruation avait cessé depuis plusieurs années et que de fréquents vomissements de sang s'étaient produits à la suite; vomissements très abondants.

Après l'avoir auscultée, j'ai reconnu les voies respiratoires en parfait état. Je diagnostique que la malade était atteinte d'une hémopthysie.

Elle m'a soumis divers modes de traitements qu'on

lui a fait suivre et qui n'ont amené aucun résultat. Ce n'est qu'à partir du 12 novembre 1879 qu'elle a fait usage des appareils électro-magnétiques de M. Édard, l'un sur la poitrine, l'autre en arrière aux parties douloureuses, et se faisant faire des frictions descendantes avec ledit appareil, matin et soir, se l'appliquant ensuite la nuit sous la plante des pieds. Quelques jours après cette application, la malade s'est trouvée très soulagée, ses douleurs et ses vomissements avaient cessé, ses sueurs nocturnes disparues, la menstruation rétablie régulièrement.

J'ai constaté également qu'une quantité de petits boutons visqueux couvraient toute la surface du corps et répandaient une odeur nauséabonde, la plante des pieds présentait un dépouillement complet de l'épiderme et une eau corrompue s'en échappait abondamment.

En présence d'un pareil cas et d'un résultat si inattendu, si extraordinaire, je conclus à l'efficacité des appareils de M. Edard.

Paris, le 23 avril 1880.

Docteur J. de Céballos,
ancien médecin de service de la maison de S. M. la reine d'Espagne.

158e Observation. — Je soussigné, Cretin, Maurice, sous-lieutenant au 36e régiment d'infanterie, en garnison à Saint-Cloud (Seine-et-Oise), déclare en toute sincérité ce qui suit :

Dans le courant du mois de janvier dernier, je ressentis des douleurs très aiguës dans la jambe droite, principalement dans le genou ; ayant consulté un médecin, il me déclara que j'avais un rhumatisme blénorhagique, et me prescrivit des badigeonnages avec de la teinture d'iode; ayant suivi cette ordonnance pendant plus de trois semaines et ne ressentant aucun soulagement, j'allai trouver M. Édard, à Paris, rue des Feuillantines, 74, qui me soumit à son action magnétique environ vingt minutes; après cette opération, M. Édard me dit : — « Fléchissez brusquement sur les extrémités inférieures, plusieurs fois de suite. — J'hésitais, craignant encore de ressentir ces douleurs qui me faisaient tant souffrir lorsque je ployais la jambe; cependant, ayant essayé de faire ce mouvement lentement et ne ressentant rien, je le recommençai plusieurs fois en fléchissant brusquement et je n'éprouvai encore aucune douleur.

Depuis cette époque, mon rhumatisme a complètement disparu.

Saint-Cloud, le 15 juin 1880.

CRETIN.

159e OBSERVATION. — Je soussigné reconnais et déclare pour rendre hommage à la vérité qu'ayant été atteint, dans les derniers jours de juillet 1880, d'une grave attaque de rhumatisme articulaire goutteux très aigu, ayant épuisé, sans résultats appréciables, les moyens thérapeutiques ordinaires, j'ai fait appel aux soins de M. Édard, professeur d'électro-magnétisme curatif, 74, rue des Feuillantines, à Paris.

M. Édard a d'abord opéré un massage général sur les membres endoloris et presque paralysés, puis il a placé aux pieds et au bras droit deux piles sèches électro-magnétiques de son invention. J'ai bientôt ressenti une chaleur intense parcourant mes membres malades.

Les douleurs ont sensiblement diminué et une sueur très abondante s'est produite. Le surlendemain, j'ai pu quitter quelques instants mon lit. Successivement et de jour en jour, le mieux s'est accentué et, au bout de quinze jours, j'ai pu reprendre le cours de mes occupations ordinaires ; il me reste une grande faiblesse dans les membres qui ont le plus souffert, mais je ne ressens que des douleurs insignifiantes et très supportables. Je garde la nuit une pile sèche aux pieds, et dans le jour je me sers de semelles magnétiques qui les maintiennent dans une douce chaleur.

En foi de quoi, j'ai signé la présente attestation.

J.-B. Devuns,
Ancien magistrat.

Place Vendôme, 12, Paris.

160e Observation. — Les faits suivants sont l'expression exacte de la vérité :

J'étais curé de la paroisse des Trois-Pierres (canton de Saint-Roman, Seine-Inférieure), lorsque vers le mois de novembre 1879, j'ai senti ma santé diminuer, les digestions se faisaient très mal ; je souffrais de violentes crampes d'estomac ; je ne dormais presque pas et j'endurais des douleurs de reins très pénibles. Cet état de souffrance se prolongeant, je demandai l'avis d'un médecin au commencement de décembre ; à la suite d'une auscultation très sérieuse, ce médecin me déclara que j'étais atteint d'une néphrite interstitielle avec complication d'albuminurie ; c'était assez grave, toutefois le médecin ne croyait pas que l'affection devînt chronique : il me mit au régime lacté, aux granules d'acide arsénieux et à la limonade à l'acide nitrique ; le mieux ne fut pas considérable, mais réel, cependant. Au mois de janvier 1880, ayant eu besoin de venir à Paris pour affaires, je profitai de cela pour consulter un spécialiste. Je lui exposai l'état ci-dessus mentionné ; je lui fis voir mes jambes enflées ainsi que le ventre et les régions lombaires ; je lui exposai ma faiblesse. Il me mit au régime lacté absolu pendant six semaines (de trois à quatre litres de lait par jour). Il me fit prendre en outre de l'iodure de fer en quantité considérable, et respirer de l'oxygène avec l'appareil Limousin, 30 litres par jour.

Il y eut un mieux incontestable du côté de l'estomac, mais le fer me fatiguait, me constipait. Je revis ce médecin aux mois de mars et de mai ; il tempéra le régime lacté par un repas de viande à midi, et prescrivit toujours le fer à haute dose et l'oxygène ; mais le fer me fatigant trop, je le cessai presque entièrement ; je menais à la campagne une vie très douce ; j'allais assez bien, pourvu que je n'eusse aucune fatigue corporelle.

Au mois de juin vinrent les fêtes de l'été, puis mon déménagement pour habiter Saint-Denis. Les fatigues qui en furent la conséquence me mirent dans le dernier des états. Mes jambes étaient enflées tellement qu'il n'y avait plus ni genoux ni chevilles. Il me semblait, quand je pliais les jambes que ma peau allait craquer et se fondre ; le ventre, les reins étaient aussi très gonflés. Je ne mangeais presque plus et je vomissais presque tous les jours le peu que je mangeais, le lait seul passait à peu près. J'avais une faiblesse extrême.

Telle était ma situation, le 24 juillet 1880, lorsque je vis M. Édard pour la première fois.

Ce même jour, 24 juillet, il me fit des passes magnétiques et un massage assez douloureux des jambes et des reins. Je ne ressentis guère d'effet immédiat de cette première opération. Au contraire, les vomissements augmentèrent, l'enflure aussi; il me massa encore plusieurs fois, me fit porter des semelles magnétiques, faire des frictions avec la brosse et appliquer sa ceinture électro-magnétique. Cet ensemble de traitement excita une perturbation, une exacerbation de tous les caractères d[illegible]die; il me poussa des boutons sur les bras, il m[illegible]t à l'index de la main droite un énorme furoncle qui me causa des douleurs atroces et dont il sortit je ne sais combien de pus et de sang. M. Édard le pansa avec des bains et le furoncle s'apaisa; pendant ce temps, l'enflure ne diminuait presque pas; je ne pouvais suer; il se déclara avec tout cela une orchite et hydrocèle énorme très gênante; je fus obligé de rester au lit. M. Édard continua à me magnétiser, il excita la sueur qui fut très abondante et la débâcle arriva enfin.

Il se produisit des éruptions douloureuses. J'eus aussi une période aiguë de souffrance et de traitement intense du 24 juillet au 25 août, et, à partir de ce moment, tous les symptômes diminuèrent progressivement, l'appétit revint assez vite, l'œdème s'évanouit, l'orchite disparut, le furoncle se cicatrisa, les vomissements ne se représentèrent que très rarement. J'étais resté quatre semaines au lit, et le 25 septembre je partais pour faire un voyage de 700 lieues. Je rentrai au bout de 15 jours à peine fatigué de cette excursion. Moi, qui auparavant ne pouvais pas aller de Saint-Denis à Paris sans être épuisé de fatigue, depuis je n'ai pas cessé de marcher et de travailler.

Aujourd'hui, 8 décembre, voici quel est mon état général : Je mange à midi, avec appétit généralement bon ; j'ai souvent besoin l'après-midi de faire un petit goûter, le soir je mange peu, j'ai quelquefois des faiblesses d'estomac dans la journée ; certains aliments me donnent parfois des nausées ; l'urine est encore un peu albumineuse et le soir, en me mettant au lit, je constate un peu d'œdème aux chevilles. M. Edard dit qu'au printemps ce dernier symptôme disparaîtrait complètement.

En résumé, le traitement de M. Edard par l'électro-magnétisme m'a tiré d'un état morbide très grave pour lequel les médecins avaient été impuissants; ce traitement ne m'a pas encore mis dans un état de santé parfaite, ce qui n'est guère étonnant, vu la très mauvaise et débile constitution dont j'ai toujours été malheureusement doué, mais il m'a rendu capable d'aller, de venir, de travailler, d'étudier sans trop de fatigue. C'est pour moi un bonheur et un résultat inespéré sur lequel je n'osais certainement pas compter, résultat que je reconnais en toute sincérité être dû au traitement et aux appareils de M. Edard, en un mot à tous ses soins dévoués, qui lui donnent droit aux témoignages de ma reconnaissance la plus complète et la plus sincère.

Saint-Denis, le 8 décembre 1880.

L'abbé H. Valette,
Prêtre, rédacteur au *Kosmos* (*les Mondes*.)

161ᵉ OBSERVATION. — Je soussignée, femme Basselet âgée de 41 ans, demeurant à Paris rue Descartes 27, — Déclare que je souffrais depuis dix ans d'une hypertrophie du cœur, j'endurais les plus vives douleurs. —J'avais des étouffements et des vomissements de sang très abondants et très fréquents; j'avais perdu le sommeil et l'appétit pendant ces dix années, j'ai suivi le traitement de huit médecins, sans obtenir le moindre soulagement, je n'avais plus aucun espoir de guérir. Mais le 12 novembre 1879, une de mes amies, m'ayant parlé des cures opérées par les appareils de M. Edard; j'essayai de ce traitement, il fit sur moi des massages et des frictions; à la suite de cette opération je pus respirer librement. Je me servis dès le soir même de ses appareils; on me fit des frictions avec sa pile électro-magnétique; la nuit je l'appliquais sous la plante des pieds; le jour je portais des semelles magnétiques; ces semelles me chauffaient les pieds et y produisaient des démangeaisons très fatigantes; le 25 mars suivant, toutes mes douleurs avaient disparu, mais les jambes et les pieds enflèrent soudainement; les démangeaisons devinrent intolérables; une éruption de boutons m'envahit tout le corps et m'occasionnait des démangeaisons insupportables, la plante des pieds se détacha complètement, il en sortit une quantité prodigieuse d'eau qui sentait très mauvais. Cet écoulement dura trois semaines, la plante des pieds se reforma et l'enflure disparut. Au mois de mai suivant je me rendis à la clinique de M. le docteur Mallez; je fus auscultée par lui et deux de ses collègues, entre autres, le docteur Jardin; ils m'assurèrent que j'était guérie complètement. En effet, je ne ressans plus aucun malaise, et je dois reconnaître que je dois cette guérison inespérée aux soins dévoués de M. Edard.

Fait à Paris le 13 décembre 1880.

Femme Basselet.

162e Observation. — Goutteux depuis 25 ans, j'ai essayé de presque tous les remèdes connus jusqu'à ce jour tels que : eaux minérales en France, en Allemagne et en Angleterre, colchique, pilules de Blars, Thompson, salycilate, sans jamais éprouver une amélioration sérieuse.

Depuis que j'ai eu recours aux massages magnétiques et appareils de M. Edard, j'ai éprouvé un soulagement très réel. Les crises violentes ont disparu.

Quelques douleurs de peu de durée et pas assez fortes pour me retenir à la chambre ont cependant persisté ; par l'emploi de la ceinture et de la pile sèche, j'ai tout lieu d'espérer qu'elles disparaîtront complètement.

En foi de quoi je suis heureux, en le remerciant, de donner à M. Edard le présent certificat.

F. Trudon.

163e Observation. — Au mois de mai dernier, un de mes bons amis m'adressa M. Edard.

Je souffrais alors d'un catarrhe vésical depuis neuf mois, et j'en étais arrivé, par suite de complications diverses dans mon état, à ne plus pouvoir me soutenir. Je ne mangeais plus et mes douleurs allaient toujours en augmentant; j'étais désespéré !

Après huit jours seulement du traitement magnétique de M. Edard, ma situation s'est complètement modifiée. L'appétit et les forces m'étaient revenus et je pouvais faire d'assez longues promenades. Successivement la vessie s'est dégagée et je n'y ai plus ressenti aucun mal.

Nous étions à la fin de juin; sur le conseil de M. Édard, je me suis rendu à la campagne où il a bien voulu me conduire. J'y ai passé cinq mois. Pendant les trois premiers, je n'allais ni mieux ni plus mal, lorsque je fus atteint d'une hépatite.

M. Édard, prévenu à temps, vint me rejoindre et me tira encore de là en quelques jours.

Aujourd'hui je vais très bien et je me plais à rendre hommage à l'efficacité des moyens de guérison de M. Édard, qui résultent de l'application des frictions de ses appareils électro-magnétiques.

Paris, le 28 janvier 1881.

HURLIER,
9, rue Volnay, Paris.
Sous-directeur honoraire du Comptoir d'Escompte de Paris.

164ᵉ OBSERVATION. — Au mois d'août 1878, je fus pris d'une grande faiblesse dans les jambes au point de ne plus pouvoir marcher. Je consultai plusieurs médecins, entre autres MM. Gilet et Raynault de Paris, qui me traitèrent par le moxa.

Ce traitement douloureux ne me produisit aucun résultat, pas plus que les médicaments qu'ils me prescrivirent, tels que le salicylate de soude, la strychnine, l'iodure de potassium, etc.

Ensuite j'allai aux eaux de Bourbonne-les-Bains, mais je n'en éprouvai non plus aucun soulagement.

Je ne pouvais plus marcher que quelques pas à peine. C'est alors que j'entendis parler du traitement électro-magnétique de M. Édard.

Je m'y soumis, le 9 décembre 1880. Après avoir fait usage de ses appareils magnétiques pendant dix jours, j'ai éprouvé un mieux considérable. Je fis alors ce que je n'avais pu faire depuis ma maladie ; je pus faire plus d'une lieue de marche sans me reposer et répéter la même course dans la même journée.

Dès cet instant, il m'a été possible de reprendre mon travail que j'avais abandonné complètement depuis deux ans.

Je dois à la vériter d'attester ce fait extraordinaire, non seulement par reconnaissance pour M. Édard, mais surtout dans l'intérêt de tous ceux qui souffrent.

Je n'ai aujourd'hui qu'un regret. C'est de n'avoir pas connu plutôt M. Édard, et j'ai la plus ferme conviction que sans lui je serais encore dans le malheureux état dont j'avais désespéré si longtemps de pouvoir être retiré.

VALLÉE,
Au château de Charnesseuil, Saint-Cyr-sur-Morin
(Seine-et-Marne).

Le 8 février 1881.

105ᵉ OBSERVATION. — Je suis heureux d'apporter mon témoignage en faveur des appareils électro-magnétiques de M. Édard.

Les ayant employés dans beaucoup de circonstances,

notamment dans des cas de névropathie, je les ai toujours vu produire un soulagement presque immédiat.

En outre, l'application sur l'hypogastre de l'appareil appelé *Brosse électro-magnétique* constitue un des moyens les plus certains de rétablir le flux menstruel supprimé par diverses causes pathogéniques.

Parmi les différentes observations que je pourrais rapporter, je mentionnerai l'affection nerveuse dont Mme Flasschen a été atteinte et qui fut traitée par l'application électro-magnétique de M. Édard. L'aménorrhée, qui en a été la conséquence, ne résista point à quelques applications de la Brosse ou Pile sèche inventée par M. Édard.

Je ne puis donc qu'engager mes confrères à faire usage des appareils dont il s'agit, car je suis convaincu de leur efficacité.

Paris, le 22 janvier 1882.

Docteur Flasschen.
de la Faculté de médecine de Paris.

166e Observation. — Atteint depuis dix-huit mois d'une fièvre continuelle occasionnée par une bronchite chronique et après avoir constaté la guérison radicale d'un membre de ma famille par les soins du professeur Édard, 22, rue Duban, à Passy, je me suis mis à suivre son traitement électro-magnétique. Quelques visites ont suffi à me couper cette fièvre dévorante et à me rendre l'appétit. C'est pourquoi je viens remercier de grand cœur M. Édard et lui assurer ma reconnaissance pour l'application de son système, seul régime qui ait réussi à me procurer du soulagement après deux années de souffrances.

Paris, le 4 août 1882.

CAVÉ.

Comptable à la Société ancienne des anciens établissements Cail.

P.-S. Mon cher Monsieur Édard,

Étant obligé de partir en province plutôt que je le croyais, je viens vous remercier bien sincèrement des bons soins que vous m'avez donnés; mon père se joint à moi pour vous adresser l'expression de ses meilleurs sentiments.

CAVÉ.

167e OBSERVATION. — *Fièvre et magnétisme.* — Au mois d'août 1871, j'étais en Roumanie, sur les bords du Pruth, dans la plaine qu'arrose, ou pour mieux dire, que noie de ses eaux un affluent de cette rivière, la Pigia.

Le village qui baigne le pied de ses maisonnettes, dans les marais de la Jegïa débordée, est un village de fiévreux.

Mais, sur la hauteur où s'élève le château qui me donnait l'hospitalité, je ne pensais pas à la fièvre.

La fièvre pensait à moi.

Je n'étais pas depuis huit jours à Cristerci, que j'étais pris d'un accès violent, que j'attribuai aux fatigues des jours précédents qui m'avaient délabré l'estomac.

— Non, me dit l'intendant de la maison, un tzigane, un de ces êtres étranges qui ne savent rien de rien, mais qui vous guérissent, c'est la fièvre.

Après quoi, il me coucha sur mon lit et se mit à procéder sur ma personne à un massage comme on n'en pratique guère, je le jure, dans les hammams de Paris ou d'ailleurs. Sous les doigts d'acier de ce diable noir, mes os criaient, et je souffrais comme s'il me les eût broyés. Le crâne, les épaules, les bras, les côtes, les jambes, jusqu'à l'extrémité des pieds, tout y passa. Il suait à grosses gouttes et soufflait comme un cachalot.

L'opération terminée, il tira de sa poche un flacon rempli d'une liqueur rose, m'en fit avaler une partie, versa le reste sur mes épaules et le distribua à l'aide d'une légère friction sur les bras, le dos et l'estomac.

Après quoi, il me dit : — « Nous recommencerons demain. »

Comme il m'avait mis en état de monter en voiture, je retournai à Jassy, où mon énergique Petraki ne put venir compléter sa cure.

Cependant ce qu'il avait fait produisit un excellent résultat. Plus d'accès. Seulement, chaque matin, entre cinq et sept heures, petit train de fièvre, léger tremblement. Quelquefois petit claquement des dents et c'était tout.

Je suis convaincu aujourd'hui que, si j'avais eu le bonheur de subir une fois de plus le supplice de mon tzigane, je serais rentré en France avec une santé parfaite.

Levé, après ce léger tribut payé à la maladie, je me sentais la tête libre, les membres souples, l'estomac dispos.

Il en fut de même à tous mes gîtes d'étape, dont

beaucoup n'étaient pas plus sains que celui de la vallée du Pruth.

Il en fut de même après ma rentrée à Paris. Du mois d'octobre 1878 au mois d'août 1879, je ressentis, chaque matin, aux mêmes heures, les mêmes effets, un peu plus accentués cependant qu'en Valachie. Mais je n'y faisais pas attention.

Au mois d'août 1879, je me rendis dans une charmante station thermale, où je comptais trouver contre un malaise si court et si supportable que je n'attribuais même plus à la fièvre de l'année précédente, le repos et la distraction.

Je ne prenais l'eau minérale ni en bains ni en boisson.

Je respirais simplement l'air de la campagne.

Mais l'air de ce pays, chargé d'acide carbonique, excellent pour les malades que la Faculté y envoie, est funeste à qui porte les germes de la fièvre paludéenne.

Je n'en savais rien, et ma fièvre était au rang de ces maux qu'on oublie. N'ayant plus eu d'accès, je n'en redoutais plus.

Moins de huit jours après mon installation à X..., j'étais pris d'effroyables douleurs de tête. Je ne pouvais fermer les yeux sans assister aux scènes les plus féroces ; langue, lèvres, palais, gorge, avaient la dureté, la sécheresse, l'aridité d'une râpe ; à de certains moments la chaleur soudait ensemble la langue et le palais. Rien ne calmait cette altération, et tout ce qui touchait l'estomac en sortait de suite dans un vomissement convulsif; les os étaient des barres de fer rouges enfermés dans les chairs; mes membres se livraient sans que j'en eusse conscience, à des mouvements désordonnés qui m'enlevaient de mon lit.

Deux médecins de Paris, mes amis, ne pouvaient rattacher ce mal à aucun mal connu d'eux et j'étais déjà hors d'état de les renseigner en reliant le présent au passé. Le pouls ne leur indiquait rien; l'auscultation ne leur fournissait que d'excellents symptômes; pendant que je brûlais à l'intérieur, la peau ne leur présentait rien d'anormal.

Dix jours se passèrent ainsi, sans que rien vînt les éclairer. Ils prirent alors le parti de me faire reconduire chez moi, à Paris.

Là m'attendait mon médecin. Il connaissait mon voyage, et il avait exercé la médecine en Afrique. Il me dit de suite ce que c'était : Accès paludéen, et en partant, il disait à ma domestique : « Attention, c'est pernicieux. »

Il connaissait la maladie, il connaissait mon tempérament, il sut doser le sulfate de quinine, et, après quinze jours de soins sans pareils, de lutte contre des accès mortels, je pouvais descendre de mon lit, dans quel état? Inutile de le dire.

Avec une franchise qui n'avait pas de ménagements à garder envers un ami dont il savait le moral solide, en fait de la mort, il me montra les choses dans toute leur vérité.

« Une fièvre comme celle-là a de la vie pour des années. Il n'y a pas de remède qui puisse vous délivrer maintenant. C'est une lutte à mort entre vous deux. Qui des deux épuisera le premier ses forces? »

Pendant deux ans, d'août 1879 à juin 1881, mon ami, savant et dévoué, a lutté, prévenant les accès quand c'était possible, les prenant corps à corps quand il avait été impossible de les arrêter.

Tout ce que l'affection, le dévouement, le savoir et l'intelligence peuvent faire a été tenté et fait, je ne saurais trop le dire, parce que mon cœur en est profondément reconnaissant.

Malgré tout, le mal ne disparaissait pas, loin de s'affaiblir, il gagnait en intensité; les crises, au lieu de devenir plus rares, étaient de plus en plus rapprochées, et mes forces s'en allaient, et s'en allaient si bien, que la catastrophe semblait imminente et que ma succession déjà était ouverte.

Après un accès, j'étais sûr de ne plus avoir le temps de me refaire des forces pour résister au suivant.

Le découragement se lisait sur les traits de mon médecin, un philosophe pourtant.

Or, le 5 juin 1881, quelques jours après un violent assaut, comptant sur quelque répit et à peu près certain que je n'avais rien à craindre, je me rendis à la campagne.

Je montai en chemin de fer, gai au milieu d'une gaie compagnie,

Je n'étais pas arrivé à la maison de nos amis, que la fièvre éclatait, terrible comme aux plus mauvais jours. Il fallut me remettre en wagon, et me rapporter chez moi.

Mon brave ami arriva de suite, son hochement de tête voulait dire bien des choses. Il lutta en désespéré. Quelques jours après, je pouvais descendre sur mon fauteuil.

Pour lui, pour moi, si ce n'était la fin, c'était la préface de la fin.

Je prenais mes mesures en conséquence, lorsque m'arriva l'ami chez lequel avait éclaté le dernier accès.

« Vous êtes, me dit-il, de ceux qui ne croient qu'à la science officielle. Vous n'admettez pas qu'un vulgaire rebouteur guérisse une entorse mieux qu'un médecin, qu'une recette de bonne femme soit quelquefois plus efficace qu'une ordonnance selon la formule, ni qu'un homme qui a étudié à fonds le magnétisme puisse vous débarrasser d'une fièvre qui se rit des remèdes et traitements recommandés et prônés par les plus doctes et les plus illustres de nos praticiens. »

Je ne répondis à cet exorde que par un signe de tête incrédule et résigné.

« Soit, continua-t-il, vous ne croyez pas et n'espérez plus. Cependant, rappelez-vous que, il y deux ans, vous avez, au début des vacances, dit adieu à mon fils que vous étiez sûr de ne plus revoir. Vous l'aviez observé de près pendant dix mois, chaque jour vous aviez constaté le progrès du mal, et finalement vous aviez conclu qu'il était impossible de le rappeler à la santé, vous ne lui donniez que quelques jours à vivre... Six semaines après je vous le ramenai frais, souriant, de haute mine et de grand appétit. Vous étiez le malade, vous; lui, était le garçon solide que vous voyez encore aujourd'hui.

« J'ai été, moi, plus malade que mon fils ; regardez-moi maintenant. A quoi, à qui devons-nous la santé l'un et l'autre? A cette chose inconnue qu'on appelle le magnétisme, à cet homme modeste et bienfaisant, simple et fort que nous vénérons, et que je vous ai déjà nommé, M. Édard. Croyez-moi, mon cher ami, le magnétisme et M. Edard font de vrais miracles, si l'on veut donner le nom de miracle à la guérison de maladies que la médecine et les médecins ne guérissent pas. »

Et, toujours sceptique, je le laissai dire. Il avait beau me citer les nombreuses cures dont il avait été le témoin, la conviction ne venait pas.

« Eh bien, dit-il, rien ne vous persuadera ; mais je sais le moyen de vous décider. Vous ne tenez pas à la vie, c'est convenu ; mais d'autres ont besoin que vous viviez; et vous avez accepté des devoirs auxquels vous n'avez pas le droit de faire faillite ; et c'est faillir que de ne pas tenter tout, même l'inutile. »

Mon ami T*** n'avait pas besoin d'aller plus loin. Sur ce terrain il devait triompher.

Soit, allons, lui dis-je.

Et le lendemain il me menait à Passy, chez son ami Édard. En quelques mots, il le mettait au courant de la situation. M. Edard lui répondit, en me regardant bien dans les yeux, avec une simplicité de ton qui me frappa : «Votre ami est bien malade, mais qu'il se tranquillise; la fièvre d'où qu'elle vienne, est la maladie qui résiste le moins au magnétisme. Jusqu'à ce jour, il n'y en a pas une que je n'aie guérie. »

« Mais, lui dis-je, je dois vous avouer que je viens ici en sceptique.

« Cela m'importe peu. Quand vous serez guéri, vous croirez. »

Et il se mit en devoir d'opérer.

Le massage magnétique dura environ une demi-heure. Nulle secousse, nulle impression forte, pas d'autre sensation que celle qu'on éprouve quand sur une partie du corps passe une main étrangère, rien qu'une légère tendance au sommeil. Après l'opération, M. Édard me donna sa brosse magnétique pour m'en frictionner matin et soir, et une paire de semelles magnétiques qui ne devaient plus quitter mes chaussures.

Il me congédia avec ces paroles :

« Il est à peu près sûr *que vous ne reverrez jamais votre fièvre;* mais, pour plus de certitude, revenez une fois ou deux. »

Ces paroles avaient beau être simples, et simplement dites, elles m'étourdissaient.

Comment! Il avait suffi de quelques tours de main pour chasser la fièvre, et quelle fièvre! Non, ce n'était pas admissible.

Je sortis aussi incrédule, plus même qu'en entrant. Mon ami T***, content de lui, content de moi, me répétait : « Vous êtes sauvé. » Ce n'était que par politesse que je ne lui répondais pas : Non.

Pendant les mois de juin et de juillet, je retournai chez M. Édard, qui m'opéra encore quatre fois, en me disant que c'était à peu près inutile. Sa tranquille assurance ne me donnait toujours pas la foi.

Quand vint le mois d'août, je partis en province. Le traitement prit fin. Il y a juste un an, aujourd'hui 5 août, que je quittai Paris.

Il y a juste quatorze mois que M. Édard m'opéra pour la première fois, et qu'il me dit que *je ne reverrais jamais ma fièvre.*

Je ne l'ai pas *revue.*

Cependant, les occasions qui auraient dû la ramener n'ont pas manqué.

Dans une grande ville du centre, ou j'étais arrivé le lendemain d'une pluie torrentielle, à laquelle avaient succédé des chaleurs torrides qui faisaient de l'atmosphère une vraie buée, je fus pris de fièvre. Mes hôtes, qui s'étaient moqués de mon traitement magnétique, croyaient, comme moi, à un nouvel accès. Ils appelèrent leur médecin, à qui ils racontèrent la chose en se riant de ma naïveté. « Je sais, me dit le docteur D***, que vous êtes un réfractaire de la fièvre paludéenne. Mais aujourd'hui, vous avez autre chose; vous payez tribut à notre climat, fièvre locale, c'est l'affaire de trois jours; seulement, il est très possible qu'après cette fièvre, la vôtre revienne, alors nous la recevrons.»

Au bout de trois jours, la fièvre limousine avait disparu; l'autre ne se montra pas.

Ma santé a été fort éprouvée l'hiver et le printemps dernier; en décembre et en avril, abcès dans les deux oreilles; en janvier, bronchite qui me mit très bas; en mars, un monstrueux anthrax à la nuque... Rien n'a pu provoquer le moindre accès de paludéenne.

J'ai tout dit; il ne me reste plus qu'à conclure.

Je ne conclurai pas.

Je laisse ce soin aux hommes de bonne foi qui liront ces lignes, écrites par un honnête homme, qui n'a de passion que la passion de la vérité.

Je me contente de serrer la main à M. Edard et de lui dire merci.

Fait à Paris, le 5 août 1883.

BEAU,

professeur agrégé au lycée Fontanes.

108ᵉ **Observation.** — A la suite de grandes fatigues et de veilles prolongées, je me suis senti tout à coup atteint d'une lassitude des jambes, qui ne me permettait plus de parcourir les moindres distances. Je me voyais même menacé d'une paraplégie qui m'inquiétait beaucoup. — Mon médecin m'avait conseillé des bains de Barège, plusieurs fois par semaine, et d'autres remèdes encore, mais qui ne produisirent aucun effet. L'air des montagnes, me disait mon médecin, vous sera salutaire, et je me décidai à passer un mois l'été dernier, sur une montagne de la Suisse, à 800 mètres au-dessus du niveau de la mer.

Cet air bienfaisant me soulageait en effet, mais aussitôt de retour à Paris, la lourdeur des jambes a recommencé, et je ne pouvais presque pas marcher. Grâce à un ami, j'ai connu M. Edard, et depuis deux mois environ qu'il me traite sur son fauteuil électro-magnétique, trois fois par semaine, la souplesse de mes jambes a fait de merveilleux progrès, et je puis aujourd'hui me permettre des courses longues, et j'en profite avec le sentiment d'une profonde reconnaissance pour l'homme éminent, dont le génie pénétrant a fait sortir de l'élément électrique une force curative que je n'ai pas été seul à éprouver, car je me trouve à chaque séance, en présence de personnes atteintes de maladies différentes, et je n'en ai pas vu une seule qui n'ait à se féliciter de l'heureuse découverte de M. Edard.

Paris, le 19 février 1883.

L. Levy-Bing,
orientaliste, auteur de la *Linguistique dévoilée.*

169e Observation. — Le soussigné, déclare par le présent, qu'étant sujet depuis quelque temps à des coliques néphrétiques, et à des douleurs de vessie, occasionnant dans le cours des urines des intermittences pénibles, il a eu recours à deux reprises au traitement électro-magnétique du professeur Edard, et qu'il en a été très soulagé.

Il attribue aux effets curatifs de ce procédé aussi nouveau que merveilleux l'éjection par l'urèthre d'un calcul ovoïde, dont le petit diamètre ne mesure pas moins de 11 millimètres et le grand de 13 millimètres.

Chose remarquable, cette opération douloureuse a eu lieu naturellement, le 10 octobre 1882, le lendemain de la seconde application électro-magnétique, et cela, sans le secours d'un homme de l'art.

Il doit ajouter qu'il a fait usage — habituellement de l'eau électro-magnétique — ferrugineuse, obtenue par le filtre Boucher, appareil préparé spécialement par les soins et par la méthode du professeur Edard. Les effets bienfaisants de cette eau, tendent virtuellement, ainsi qu'il l'a constaté, à régulariser le cours des urines.

En foi de quoi, il a délivré le présent certificat pour servir au besoin.

Paris, le 2 mars 1883.

De Cazeneuve,
Ancien inspecteur des télégraphes,
75, rue Legendre,
Paris-Batignolles.

170e Observation. — J'atteste que la brosse magnétique de M. Édard m'a été d'un secours prompt et efficace dans deux circonstances.

Elle a dissipé en *très peu de temps* de graves contusions survenues à la suite d'une chute, et fait mûrir et percer en une nuit un furoncle qui aurait exigé des jours pour se résoudre par les moyens ordinaires.

Comtesse A. de Noailles.

Hasting, 20 février 1884.

De tous ces faits, de tous ces résultats, de toutes ces cures, que doit-on conclure?

C'est que, comme l'a dit si judicieusement l'illustre physiologiste Claude Bernard, dans ses remarquables leçons faites au collège de France, et publiées dans la revue des cours scientifiques : « La médecine est une science incomplète, et que bien souvent des ignorants étrangers à cette science, peuvent y réussir dans la pratique, mieux que de savants médecins. » Cela vient, ajoute-t-il avec tant de raison, de ce que la médecine n'est pas une science constituée, complète, achevée. »

Dès-lors, et surtout l'influence du moral sur le physique étant universellement reconnue, je soutiens et j'affirme que toute personne pleine de bonne volonté et de sentiments honnêtes, assistée de Celui qui a mis entre les mains de l'homme, sa créature de prédilection, des moyens d'action aussi puissants et aussi énergiques, peut par le secours du magnétisme, apporter aux malades, non seulement le soulagement, mais encore la guérison dans la plupart des cas.

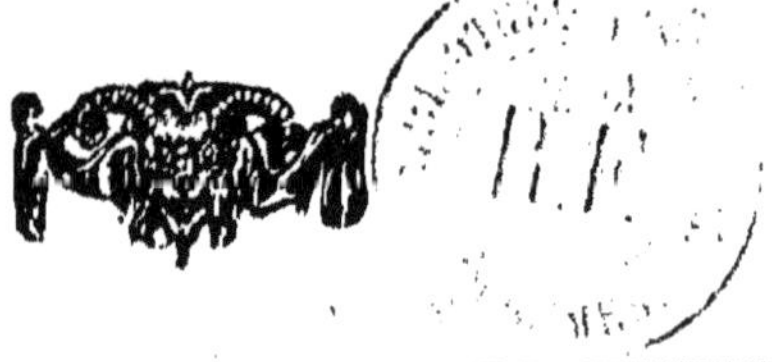

Paris. — Imp. Collombon et Brûlé, rue ...

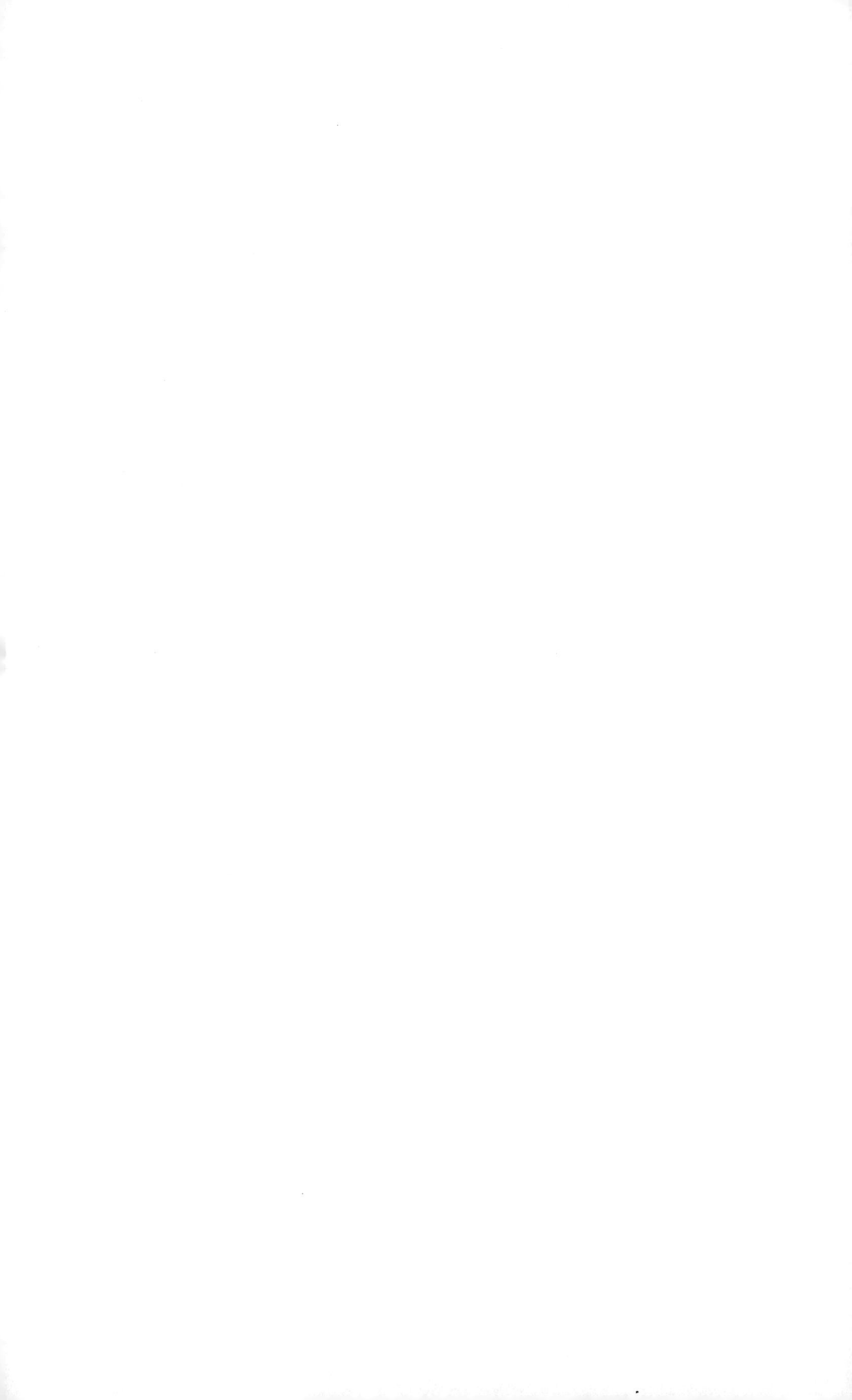

www.ingramcontent.com/pod-product-compliance
Ingram Content Group UK Ltd.
Pitfield, Milton Keynes, MK11 3LW, UK
UKHW020316230726
13925UKWH00002B/452

9 782013 541442